1. Auflage 2005

1st Edition 2005

VVB LAUFERSWEILER VERLAG
édition scientifique

GLEIBERGER WEG 4, D-35435 WETTENBERG
Tel: 06406-4413 Fax: 06406-72757
Email: VVB-IPS@T-ONLINE.DE

www.doktorverlag.de

Differentielle Interaktionen hochpotenter Lokalanästhetika mit TTX-sensitiven und TTX-resistenten Natriumströmen an Spinalganglienzellen der erwachsenen Ratte

INAUGURALDISSERTATION
zur Erlangung des Grades eines
Doktors der Medizin
des Fachbereichs Medizin
der Justus-Liebig-Universität Gießen

vorgelegt von

Heiko Kerkmann

aus Mülheim an der Ruhr

Gießen 2004

Aus dem Physiologischen Institut

des Fachbereichs Medizin

der Justus-Liebig-Universität Gießen

Leiter: Prof. Dr. Dr. H.-M. Piper

Gutachter: PD Dr. med. M. E. Bräu

Gutachter: PD Dr. med. A. Scholz

Tag der Disputation: 04.07.2005

Meinen Eltern gewidmet

Inhaltsverzeichnis:

1 EINLEITUNG 1

1.1 Schmerz 1

1.2 Physiologie des Schmerzes 3

1.3 Natriumkanäle 7

1.4 Lokalanästhetika 11

1.5 „use-dependent“ Block 14

1.6 Schmerztherapie durch systemische Gabe natriumkanalblockierender Substanzen 15

1.7 Zielsetzung 17

2 MATERIAL UND METHODEN 18

2.1 Präparation 18

2.2 Lösungen 19

2.3 Arbeitstechnik 23

2.4 Aufzeichnung und Datenverarbeitung 26

2.5 Statistik 27

3 ERGEBNISSE 28

3.1 Eigenschaften der Natriumströme 28

3.2 Blockierung durch Lokalanästhetika 33

3.3 Dynamischer Block 39

4 DISKUSSION 43

4.1 Tonischer Block 43

4.2 „use-dependent“ Block 43

4.3 Dynamischer Block 44

5 ZUSAMMENFASSUNG 50

6 SUMMARY 51

7 LITERATURVERZEICHNIS 52

ABBILDUNGSVERZEICHNIS:

Abb. 1: Anatomie des nozizeptiven Systems 3

Abb. 2: Struktur der α-Untereinheiten des spannungsabhängigen Natriumkanals 7

Abb. 3: Mechanistisches Modell der schnellen Inaktivierung 8

Abb. 4: Lokalanästhetika-„Bausteine“ 12

Abb. 5: Bindungsstelle für Lokalanästhetika 13

Abb. 6: Penetranz der Lokalanästhetikabindungstelle 13

Abb. 7: Phänomen des „use-dependent“ Block 14

Abb. 8: Strukturformel / Atommodell von Tetrodotoxin 19

Abb. 9: Strukturformeln der verwendeten Lokalanästhetika 22

Abb. 10: Pipettenhalter 23

Abb. 11: Patch-Clamp Konfigurationen 24

Abb. 12: Ersatzschaltbild der „whole-cell“ Konfiguration 25

Abb. 13: Aktivierungscharakteristik der untersuchten Natriumströme 30

Abb. 14: Inaktivierungscharakteristik der untersuchten Natriumströme 32

Abb. 15: Originalregistrierungen von TTX-resistenten und TTX-sensitiven Natriumströmen 34

Abb. 16: Entwicklung des „use-dependent“ Block 35

Abb. 17: Konzentrations-Inhibitions-Kurven von TTX-resistenten und TTX-sensitiven Natriumströmen 36

Abb. 18: Dynamischer Block 41

Abb. 19: Dynamischer Block, Zeitkonstante und errechnete Konzentrations-Inhibitions-Kurven 42

Abb. 20: Mechanistisches Modell der Blockade TTX-resistenter Natriumkanäle 46

Abb. 21: Mechanistisches Modell der Blockade TTX-sensitiver Natriumkanäle 48

TABELLENVERZEICHNIS:

Tab. 1: Einteilung peripherer Nervenfasern nach Gasser und Erlanger von 1929 6

Tab. 2: Zusammensetzung der externen Tyrode, 35 nM Na^+ 20

Tab. 3: Zusammensetzung der internen Lösung 20

Tab. 4: Zusammensetzung der externen Tyrode Ca^{2+}- und Mg^{2+}-frei 21

Tab. 5: Zusammensetzung der externen Tyrode 21

Tab. 6: Halbmaximale Blockierungskonzentrationen (IC_{50}-Werte) TTX-resistenter Zellen 38

Tab. 7: Halbmaximale Blockierungskonzentrationen (IC_{50}-Werte) TTX-sensitiver Zellen 38

Tab. 8: Verhältnis der IC_{50}-Werte von TTX-resistenten zu TTX-sensitiven Natriumkanälen 44

1 Einleitung

1.1 Schmerz

Der Gedanke an Schmerz weckt unangenehme Erinnerungen. Jeder denkt an schmerzhafte Ereignisse zurück und ist bestrebt, schmerzauslösende Situationen zu vermeiden. Auf diese Art und Weise schützt der „akute Schmerz“ als ein lebenswichtiges Schutzsignal den Körper vor Schädigung. So ist Schmerz der häufigste Grund, der einen Patienten zum Arzt führt und eine Diagnostik in Gang setzt. Kann die zugrunde liegende Krankheit erfolgreich therapiert werden, klingen die Schmerzen in der Regel ab.
Im Gegensatz dazu stehen „chronische Schmerzen“, also solche, die beispielsweise mit Tumorleiden assoziiert sind oder durch neuropathische Schmerzzustände hervorgerufen sind. In der Behandlung stellen sie ein therapeutisches Problem dar. Dauerhafte Schmerzen können, abhängig von Dauer und Intensität, der Auslöser von Depressionen sein. Deshalb müssen sie durch adäquate Schmerztherapie und eventuell adjuvante psychologische Betreuung gelindert werden, um für den Patienten einen Zugewinn an Lebensqualität zu erreichen.

Der Bekämpfung von Schmerzen widmet sich das Fachgebiet der Anästhesie, dessen Ursprung auf die 1846 von dem Zahnarzt William Thomas Green Morton (1819 – 1868) durchgeführte erste Aethernarkose zurück geht. Den Begriff der Anästhesie prägte der Anatom Oliver Wendell Holmes (1809 – 1894) im Jahre 1847. Im selben Jahr triumphierte Johann Friedrich Dieffenbach: „Der schöne Traum, daß der Schmerz von uns genommen, ist zur Wirklichkeit geworden. Der Schmerz, dies höchste Bewußtsein unserer irdischen Existenz, diese deutlichste Empfindung der Unvollkommenheit unseres Körpers, hat sich beugen müssen vor der Macht des menschlichen Geistes, vor der Macht des Aetherdunstes.“ (Dieffenbach, 1847)

Heute lassen sich zwei Verfahren der Schmerzreduktion grob unterscheiden:

- Die Allgemeinanästhesie, besser bekannt als Vollnarkose, bei der sich die Faktoren Hypnose, Muskelrelaxation und Analgesie addieren. Die gesamte Wahrnehmung, wozu unter anderem die Nozizeption zählt, wird auf zentraler Ebene ausgeschaltet.

- Die Leitungsanästhesie, welche je nach Technik als Lokal-, Epidural- oder Spinalanästhesie bezeichnet wird und sich auf eine Ausschaltung der Schmerzleitung beschränkt.

Durch die rasante Entwicklung angepaßter Anästhesieverfahren sind viele operative Behandlungen unserer Zeit nahezu schmerzfrei durchführbar. Andere Eingriffe werden durch die entsprechende Anästhesie erst ermöglicht. Die meisten dieser Verfahren dienen der Ausschaltung von akuten Schmerzen. Auf die Behandlung chronischer Schmerzen kann ein großer Teil dieser Erfahrungen und Techniken leider nicht übertragen werden.

Die Deutsche Gesellschaft zum Studium des Schmerzes (DGSS) geht von 700.000 bis 800.000 chronisch Schmerzkranken aus, von denen nur etwa 10% suffizient therapiert sind. Die häufigsten Schmerzzustände sind Kopf- und Rückenschmerzsyndrome, welche den größten Anteil am geschätzten wirtschaftlichen Gesamtschaden von etwa 1 Mrd. € / Jahr ausmachen. Demgegenüber betragen die jährlichen Ausgaben für verschriebene Schmerzmittel weit weniger als ein Hundertstel dessen. Auch der Verbrauch von Opioid-Analgetika in Deutschland lag 1997 mit 9,9 kg / 1 Mio. Einwohner weit hinter dem beispielsweise Dänemarks mit 79 kg / 1 Mio. Einwohner zurück. Etwa 3.000 Patienten, die sich aufgrund unerträglicher Schmerzen jährlich suizidieren, sind der traurige Beleg dieser Therapie-Situation.

Unterschieden werden verschiedene Erscheinungsformen von Schmerzen:

- Die Nozizeption geht von Nervenzellen aus, die in der Peripherie des Körpers über freie Nervenendigungen Reize aufnehmen. Umgebungsfaktoren wie ein niedriger pH-Wert, Hypoxie und spezielle Mediatorsubstanzen, zu denen Prostaglandin E und Leukotriene gehören, bedingen eine Sensibilisierung der Nozizeptoren[1]. Im Fall einer Zellschädigung, zum Beispiel einer Entzündung, werden diese Mediatoren freigesetzt und verstärken so die Schmerzempfindung. Andere Substanzen wie Histamin, Serotonin und Bradykinin, die bei einer Verletzung vermehrt anfallen, können eigenständig Schmerzen auslösen.

[1] Der Begriff Nozizeptor wird in der Literatur nicht einheitlich verwendet. In dieser Arbeit bezeichnet er das gesamte erste Neuron der Schmerzbahn mit seinen freien Nervenendigungen.

- Der neuropathische Schmerz tritt bei einer Schädigung des peripheren oder zentralen Nervensystems auf, ohne daß es zu einer Beteiligung von Schmerzrezeptoren kommen muß. Ursache des neuropathischen Schmerzes kann die Kompression eines Nerven, dessen Verletzung bis hin zur Durchtrennung sein. Im Falle der kompletten Durchtrennung eines Nerven, etwa bei einer Amputation kann der sogenannte Deafferenzierungsschmerz auftreten.

Ursächlich wird eine gesteigerte Aktivität des verletzten Nozizeptors sowie eine zentrale Komponente vermutet. Besondere Bedeutung kommt den neuropathischen Schmerzen aufgrund ihrer schwierigen Behandlung zu. Bei der Therapie helfen oft natriumkanalblockierende Medikamente wie Lokalanästhetika, Antiarrhythmika oder Antiepileptika weiter.

1.2 Physiologie des Schmerzes

Die Empfindung Schmerz hat ihren Ursprung in der peripheren Nervenendigung einer nozizeptiven Zelle (siehe Abbildung 1).

Abbildung 1:
Anatomie des nozizeptiven Systems. Durch Gewebeschädigung werden die peripheren Nervenendigungen des Nozizeptors erregt und die so entstandenen Impulse über die *Radix dorsalis* ins Rückenmark geleitet. Hier wird die Information synaptisch auf Projektionsneurone übertragen, deren Axone den *Tractus spinothalamicus* und den *Tractus spinoreticularis* bilden, die zum Gehirn aufsteigen. Die Fasern des *Tractus spinothalamicus* (direktes spinothalamisches System) enden im *Nucleus ventralis posterolateralis* des Thalamus, wo sie nach erneuter synaptischer Umschaltung direkt auf den somatosensorischen Kortex projizieren. Fasern des *Tractus spinoreticularis* werden in der *Formatio reticularis* umgeschaltet, von wo sie in den *Nucleus centralis lateralis* und *Nucleus parafascicularis* des Thalamus projizieren. Von dort gehen Verbindungen zum Stirnhirn und zum Hippocampus. Modifiziert nach Illes, 1996.

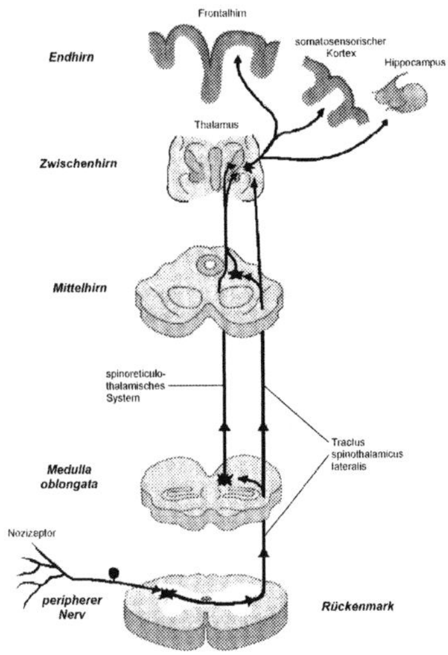

In Ruhe besitzt diese periphere Nervenendigung eine negative Membranspannung von etwa -70 mV, welche überwiegend durch die Leitfähigkeit spannungsunabhängiger Kaliumkanäle erhalten wird. Diese Spannung (E) läßt sich mit Hilfe der Nernst-Gleichung unter Kenntnis der intra- und extrazellulären Kaliumkonzentration berechnen.

Gleichung 1:
Nernst-Gleichung.

$$E = \frac{R \cdot T}{F \cdot z} \cdot ln \frac{c_a}{c_i}$$

R	allgemeine Gaskonstante (8,3145 J · K^{-1} · mol^{-1})
T	absolute Temperatur (K)
z	Wertigkeit des Ions
F	Faraday-Konstante (96.485 C · mol^{-1})
c_a	Ionenkonzentration außen
c_i	Ionenkonzentration innen

Physiologisch ist die intrazelluläre Kaliumkonzentration etwa 30-fach höher als die extrazelluläre, so daß rechnerisch ein Potential von –91 mV im Inneren des Axons resultiert. Für die Differenz von cirka 20 mV zur tatsächlich gemessenen Membranspannung von etwa -70 mV ist eine ebenfalls geringe Leitfähigkeit für Na^+- und Cl^--Ionen verantwortlich. Aus diesem Ruhezustand heraus kann die Membran durch körpereigene algogene Reize, wie zum Beispiel K^+-Ionen, Bradykinin, Histamin und Serotonin erregt werden (Gold *et al.*, 1996). Diese Botenstoffe werden bei einer Zellschädigung freigesetzt und führen zu einer „lokalen Depolarisation" der Zellmembran. Wird das Schwellenpotential der spannungsabhängigen Natriumkanäle erreicht, öffnen sich diese in weniger als einer Millisekunde, die Leitfähigkeit für Na^+-Ionen nimmt zu und die Membranspannung steigt auf +40 mV an. Dieser Vorgang wird als Depolarisation bezeichnet und unterliegt dem „Alles-oder-Nichts-Gesetz". Die Dauer einer Depolarisation beträgt nur wenige Millisekunden, da die Natriumkanäle sofort inaktivieren und sich daraufhin öffnende spannungsabhängige Kaliumkanäle das Membranpotential kurzfristig unter das normale Ruhepotential auf etwa -90 mV hyperpolarisieren. Dieses als Aktionspotential bezeichnete Ereignis setzt sich wie eine Kettenreaktion über die Nervenfaser in das zentrale Verschaltungsgebiet dieser Zelle, welches im Hinterhorn des Rückenmarks liegt, fort.

Auf Rückenmarksebene laufen verschiedene Vorgänge simultan ab:

- Entsprechende Motoneurone werden über Interneurone erregt und lösen durch Stimulation geeigneter Muskelgruppen und Hemmung der jeweiligen Antagonisten eine Flucht- oder Abwendbewegung aus, mit dem Ziel, eine weiterreichende Schädigung zu verhindern.
- Ein Schmerz- oder Temperaturreiz wird über Projektionsneurone auf die Gegenseite gekreuzt und im Tractus spinothalamicus lateralis[2] zum Thalamus weitergeleitet. Handelt es sich dagegen um einen Druck- oder Tastreiz wird dieser im Tractus spinothalamicus anterior nach zentral geleitet, kreuzt in der Commissura alba, um dann ebenfalls zum Thalamus zu gelangen.

Im Thalamus erreichen beide Bahnen somatotopisch[3] geordnet den Nucleus ventralis posterolateralis und projizieren von dort aus auf den ebenfalls somatotopisch angelegten somatosensorischen Großhirncortex im Gyrus postcentralis.

Der auf Rückenmarksebene verschaltete polysynaptische Reflex ist zu diesem Zeitpunkt bereits abgelaufen, so daß eine Ausweich- oder Abwendreaktion vor der eigentlichen Empfindung „Schmerz“ erfolgt.

Die Geschwindigkeit, mit der eine Nervenfaser ein Aktionspotential weiterleitet ist stark variabel. Unterschieden werden schnell leitende Aδ-Fasern[4], die einen scharfen, stechenden und gut lokalisierbaren Schmerz (somatischer Schmerz) vermitteln und weniger schnelle C-Fasern, deren Schmerzregistrierung einen dumpfen, drückenden Charakter hat (visceraler Schmerz). Während myelinisierte Aα-Fasern, wie sie in motorischen Nerven vorkommen, Leitungsgeschwindigkeiten von 100 m/s erreichen können, wird die Information „Schmerz“ in Aδ-Fasern mit 10 – 30 m/s und in C-Fasern mit 0,2 – 2 m/s transportiert.

---

[2] Die Tractus spinothalamici lateralis et anterior werden gemeinsam auch als Vorderseitenstrang bezeichnet und sind nicht sicher voneinander abgrenzbar.
[3] Als Somatotopik wird die nach dem Ursprung des Reizes gegliederte Anordnung im ZNS bezeichnet.
[4] Einteilung peripherer Nervenfasern nach Gasser und Erlanger, zur Übersicht siehe *Tabelle 1*.

Tabelle 1:
Einteilung peripherer Nervenfasern nach Gasser und Erlanger, 1929.

Fasertyp		Durchmesser (µm)	Leitungs-Geschwindigkeit (m/s)	afferente Funktion	efferente Funktion
A	α	10 – 20	60 – 120	primäre Muskelspindelafferenzen	Skelettmuskulatur
	β	7 – 10	40 – 90	sekundäre Muskelspindelafferenzen, Mechanorezeptoren der Haut	-
	γ	4 - 8	30 – 50	-	statische und dynamische Efferenzen zur Spindelmuskulatur
	δ	10 – 30	10 – 30	Nozizeption, Thermorezeptoren der Haut	-
B		1 - 3	5 – 20	Chemoafferenzen	präganglionär sympathisch
C		0,5 – 1,5	0,2 – 2	Nozizeption, Thermorezeptoren der Haut	postganglionär sympathisch

Der Grund für diesen Unterschied liegt in der Art der Erregungsleitung. In myelinisierten Axonen erfolgt die Leitung saltatorisch, überspringt also große Teile der Zellmembran. In nicht-myelinisierten Axonen setzt sich die Erregung kontinuierlich fort. Nach Leitung einer Erregung ist die Membran für wenige Millisekunden nicht erregbar (Refraktärzeit), wodurch eine retrograde Ausbreitung der Erregung verhindert wird.

Die Intensität eines Schmerzereignisses wird über die Frequenz aufeinander folgender Aktionspotentiale codiert, wobei eine hohe Frequenz intensivem Schmerz entspricht. Zu welchem Teil die registrierten Schmerzreize dem Bewußtsein zukommen, ist stark von der physischen und psychischen Verfassung des Betroffenen abhängig. Die Schmerzempfindung wird durch Endorphine moduliert und kann zum Beispiel auf Rückenmarksebene blockiert werden. Der Mensch ist außerdem mit großer interindividueller Variationsbreite in der Lage Schmerzreflexe willentlich zu unterdrücken und so „Schmerzen auszuhalten“. Eine verminderte Schmerzempfindung oder besser Schmerzempfindlichkeit ist in der Regel auf solche Phänomene zurückzuführen, da eine Adaptation, im Sinne eines Absinkens der Aktionspotentialfrequenz, bei andauerndem Schmerzreiz nicht oder nur in geringem Maße stattfindet.

1.3 Natriumkanäle

Spannungsabhängige Natriumkanäle sind integrale Membranproteine und ermöglichen die Generierung von Aktionspotentialen, welche für erregbare Gewebe typisch und zur Erfüllung ihrer Funktion notwendig sind. Natriumkanäle werden als Proteine im Perikaryon gebildet und dann axonal in der Membran inkorporiert. Die Zahl und die Anordnung der vorhandenen Kanäle sind daher veränderliche Größen.

Der Aufbau des Kanalproteins ist unter Anderem durch Einzelkanalmessungen und molekularbiologische Methoden sehr genau bekannt. Es handelt sich um ein aus etwa 2000 Aminosäuren bestehendes Protein. Gegenwärtig geht man davon aus, daß dieses in vier Domänen aus jeweils sechs membrandurchspannenden Segmenten angeordnet ist (siehe Abbildung 2).

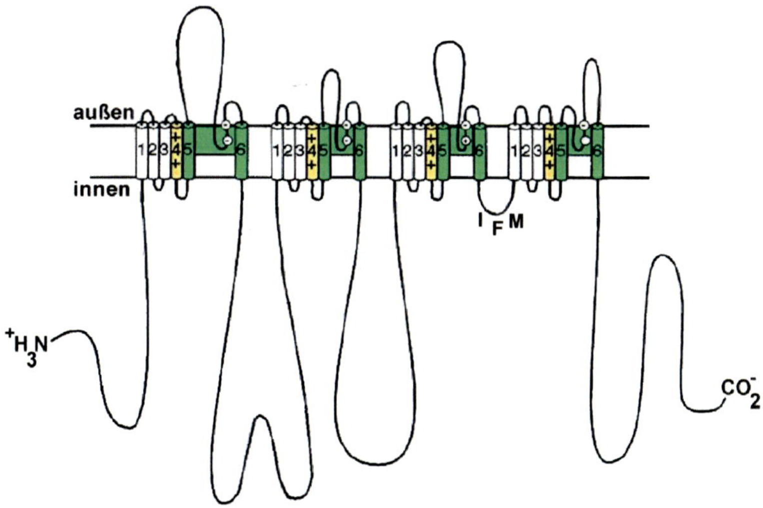

Abbildung 2:
Struktur der α-Untereinheiten des spannungsabhängigen Natriumkanals. Die abgebildeten Zylinder stellen die jeweils sechs transmembranösen Segmente der vier Domänen dar. Schwarze Linien repräsentieren dazwischenliegende Polypeptidketten, sowohl an der Innen- (in der Abbildung unten gelegen), als auch an der Außenseite (in der Abbildung oben gelegen) der Zellmembran, wobei die Länge der Ketten die Anzahl der Aminosäuren widerspiegelt. Die gelb hervorgehobenen S4-Segmente bilden durch ihre positiven Ladungen den Spannungssensor der Pore, die grünen Segmente S5 und S6 kleiden die Pore aus. Die äußere Gruppe weißer Kreise (EEDD-Motiv), sowie die innere Gruppe weißer Kreise (DEKA-Motiv) stehen für Aminosäurereste, denen die Funktion des Selektivitätsfilters und der Bindungsregion des Tetrodotoxin-Moleküls zugeschrieben wird. Die Aminosäuresequenz IFM in der intrazellulären Schleife zwischen Domäne III und IV erfüllt die Funktion des Inaktivierungs-Gate und bedingt die schnelle Inaktivierung des Kanals. Modifiziert nach Catterall, 2000.

Als räumliche Struktur ergibt sich durch die Ausrichtung der Segmente eine transmembranöse Pore mit typischen Eigenschaften:

- Die Pore weist eine Selektivität für Na^+-Ionen auf, bedingt durch die Aminosäuresequenzen zwischen dem fünften und sechsten Segment jeder der vier Domänen (EEDD- und DEKA-Motiv in Abbildung 2).
- Die positiv geladenen Aminosäuren des jeweilig vierten Segments stellen den Spannungssensor dar (gelbe Zylinder in Abbildung 2). Bei Depolarisation kommt es zu einer Verschiebung dieser Segmente aus dem Porenlumen nach außen, woraus die allosterische Öffnung des Kanals resultiert. Diese Ladungsverschiebung kann registriert werden und wird als Torstrom (gating current) bezeichnet.
- Die Aminosäuresequenz IFM (Isoleucin, Phenylalanin, Methionin), in der intrazellulären Schleife zwischen dem sechsten Segment der vierten Domäne und dem ersten Segment der fünften Domäne gelegen, führt durch räumliche Verlagerung von der Innenseite der Zelle in das Porenlumen hinein zur schnellen Inaktivierung des Kanals (Eaholtz *et al.*, 1994), siehe Abbildung 3.

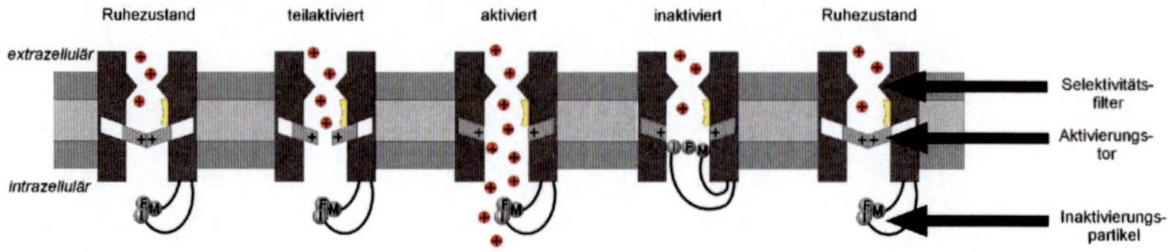

Abbildung 3:
Mechanistisches Modell der schnellen Inaktivierung. Der im Ruhezustand geschlossene Kanal geht über einen teilaktivierten in den aktivierten Zustand über, in welchem Na^+-Ionen (rot) das Porenlumen passieren können. Noch bevor sich der Kanal durch Änderung der räumlichen Struktur in den Ruhezustand zurückbegibt, wird das Lumen durch das Inaktivierungs-Partikel, welches sich an der Innenseite des Kanalmoleküls befindet, verschlossen und der Na^+-Einstrom beendet. Die für Lokalanästhetika angenommene Bindungsstelle ist gelb dargestellt.

Ein Binden der IFM-Sequenz im Porenlumen wird erst durch die Verschiebung der geladenen Segmente bei der Öffnung des Kanals möglich.

Es existiert allerdings keine homogene Population von Natriumkanälen. Mit Hilfe von Tetrodotoxin (TTX) lassen sie sich in eine Gruppe, die durch TTX blockiert wird und eine andere, die sich dem Gift gegenüber resistent verhält, unterteilen.

TTX ist ein Nicht-Alkaloid- und Nicht-Protein-Gift, welches in hoher Konzentration in den Ovarien, den Testes, der Leber und den übrigen Eingeweiden des Kugelfisches vorkommt. Die Molekularstruktur des Toxins ist in Abbildung 8 wiedergegeben. Die LD_{50}, also die Dosis bei der 50% der Versuchstiere versterben, liegt für die subcutane Gabe bei der Maus bei 8 µg je kg Körpergewicht. Vergiftungsfälle sind auch beim Menschen durch den Verzehr nicht korrekt zubereiteten Fischs bekannt. Bei einer Vergiftung tritt der Tod in ca. 60% der Fälle innerhalb weniger Stunden unter kardialen Arrhythmien, hypertensiven Krisen, zerebralen Krampfanfällen und schließlich durch Atemlähmung ein (Daunderer, 1995). TTX ist seit 1964 als Blockierungssubstanz für spannungsabhängige Natriumkanäle bekannt (Narahashi *et al.*, 1964). Seit den Beschreibungen von neuronalen TTX-resistenten Aktionspotentialen an kleinen Spinalganglienzellen der Maus durch Yoshida und Matsuda, 1979 gilt diesen Strömen und ihrer Bedeutung für den Schmerz ein großes Interesse.

Der TTX-resistente Natriumkanal

Um die Resistenz des TTX-resistenten Natriumkanals zu verstehen ist es wichtig den Aufbau, des wesentlich länger bekannten TTX-sensitiven Kanals zu kennen. Der als TTX-resistent bezeichnete Kanal der Gruppe $Na_V1.8$ weist an der Position 356 die ungeladene Aminosäure Serin auf, an welche das TTX-Molekül nicht binden kann. Beim TTX-sensitiven Natriumkanal findet sich an korrespondierender Stelle des Kanalmoleküls die negativ geladene Aminosäure Glutaminsäure, an welche die positiv geladene Guanidiniumgruppe des TTX binden kann. Wird die Aminosäure Glutaminsäure durch Punktmutation ausgetauscht, wird die Sensitivität des Kanals gegenüber TTX aufgehoben (Noda *et al.*, 1989). Auch ist es möglich, den TTX-resistenten Natriumkanal mit TTX zu blockieren. Dazu sind allerdings über 60.000-fach höhere Konzentrationen nötig, als beim TTX-sensitiven.

Der TTX-resistente Natriumkanal und der TTX-sensitive Natriumkanal unterscheiden sich deutlich in ihren Eigenschaften.

Für den TTX-resistenten Natriumkanal gilt:

- die Aktivierung und Inaktivierung erfolgt bei höherem (weniger negativem) Membranpotential,
- er erholt sich schneller von der Inaktivierung (Elliott und Elliott, 1993),
- seine Einzelkanalamplituden sind kleiner (Roy *et al.*, 1994).

Nach „whole-cell" Experimenten wurde die Existenz verschiedener Typen von TTX-resistenten Natriumkanälen postuliert (Scholz *et al.*, 1998), was später sowohl in Einzelkanalmessungen (Rush *et al.*, 1998), als auch molekularbiologisch (Tate *et al.*, 1998) bestätigt wurde.

1996 klonierte die Arbeitsgruppe von Akopian den SNS-Kanal (Sensory Neuron Specific) der Ratte (Akopian *et al.*, 1996) und die Arbeitsgruppe von Sangameswaran zeitgleich den PN3-Kanal (Peripheral Neuron No. 3) in Frosch-Oozyten (Sangameswaran *et al.*, 1996). Bei Beiden handelt es sich um einen identischen Natriumkanal, weshalb im Folgenden vom SNS/PN3-Kanal gesprochen wird.

In der internationalen Nomenklatur der spannungsabhängigen Natriumkanäle findet sich der SNS/PN3-Kanal in der Gruppe $Na_V1.8$ wieder (Goldin *et al.*, 2000).

SNS/PN3-Kanäle finden sich spezifisch im peripheren nozizeptiven System und spielen eine entscheidende Rolle für die Nozizeption (Porreca *et al.*, 1999). Genauer sind sie für die Entstehung nozizeptiver Impulse in peripheren Nervenendigungen (Brock *et al.*, 1998) notwendig.

Anhaltspunkte hierfür sind:

- Der TTX-resistente Natriumkanal kommt nur an kleinen Spinalganglienzellen vor, von welchen schmerzleitende Aδ- und C-Fasern ausgehen (Harper und Lawson, 1985).
- TTX-resistente Natriumkanäle haben im Vergleich zu den TTX-sensitiven Kanälen eine wesentlich langsamere Kinetik, weshalb ihr Vorkommen an schnell leitenden myelinisierten Nervenfasern unwahrscheinlich ist (Elliott und Elliott, 1993; Ogata und Tatebayashi, 1993).

- Bei Registrierungen von C-Faser-Summenaktionspotentialen an Ratten- und Kaninchen- (Gaumann *et al.*, 1992), Frosch- (Kobayashi *et al.*, 1993; Buchanan *et al.*, 1996) und menschlichen (Quasthoff *et al.*, 1995) Nervenfasern zeigte sich eine TTX-Resistenz.
- Die Ströme TTX-resistenter Natriumkanäle nehmen unter der Applikation von Mediatorsubstanzen wie Prostaglandin E_2 (PGE_2) (England *et al.*, 1996), Bradykinin (Jeftinija, 1994), Adenosin und Serotonin (Gold *et al.*, 1996), welche als schmerzsensibilisierend oder -auslösend bekannt sind, zu.
- Den „lebenden Beweis" für die Bedeutung der TTX-resistenten Natriumkanäle für bei der Nozizeption liefern sogenannte „knock-out" Mäuse, denen das SNS/PN3-Protein fehlt (Lai *et al.*, 2002), was sich in einer Beeinträchtigung der Nozizeption widerspiegelt.

Ein besonderes Interesse gilt dem TTX-resistenten Natriumkanal seitdem Rabert und Mitarbeiter 1997 den humanen TTX-resistenten Natriumkanal klonierten und dessen Existenz beim Menschen nachwiesen (Rabert *et al.*, 1998).

1.4 Lokalanästhetika

Lokalanästhetika können Natriumkanäle reversibel und konzentrationsabhängig (Butterworth und Strichartz, 1990) über eine im Inneren des Kanals gelegene Bindungsstelle blockieren. Die Struktur der Lokalanästhetika umfaßt einen lipophilen Anteil, meistens durch eine aromatische Gruppe vertreten, und einen hydrophilen Anteil, welcher häufig ein tertiäres Amin ist. Verbunden werden diese Teile des Moleküls durch eine aliphatische Zwischenkette, welche vorliegen kann in Form einer:

- **Amid**bindung, wie bei **Lidocain**,
- **Ester**bindung, wie bei **Oxybuprocain**
- **Ether**bindung, wie bei **Dyclonin**.

In Abbildung 4 ist die Grundstruktur der Lokalanästhetika beispielhaft schematisch dargestellt. Aus den unterschiedlichen Erweiterungen der Grundstruktur resultieren die erheblich differenten Eigenschaften von Lokalanästhetika wie Anschlagzeit, Wirkdauer und Toxizität.

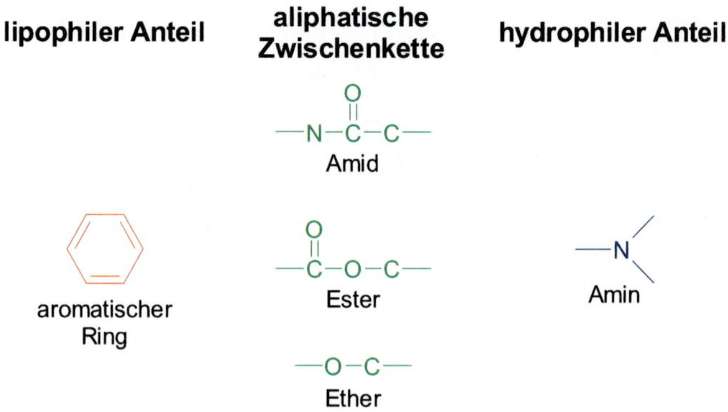

Abbildung 4:
Lokalanästhetika-„Bausteine“. Die typische Struktur von Lokalanästhetikamolekülen setzt sich aus einem lipophilen Anteil (rot), einer aliphatischen Zwischenkette (grün) und einem hydrophilen Anteil (blau) zusammen.

Die Bindungsstelle für Lokalanästhetika wird im Natriumkanal durch die beiden Aminosäuren Phenylalanin und Tyrosin im sechsten Segment der vierten Domäne auf dem Kanalmolekül gebildet (Ragsdale *et al.*, 1994; Li *et al.*, 1999) und ist in allen spannungsabhängigen Natriumkanälen nachweisbar (siehe Abbildungen 5 und 6).

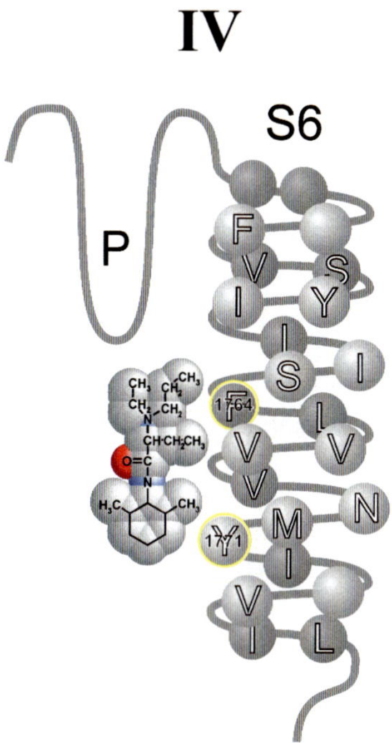

Abbildung 5:
Bindungsstelle für Lokalanästhetika. Werden in klonierten α-Untereinheiten von Rattenhirn-IIa-Natriumkanälen die auf dem S6 Segment liegenden Aminosäuren Phenylalanin (F) an Position 1764 oder Tyrosin (Y) an Position 1771 (gelb hervorgehoben) durch Punktmutationen gegen Alanin ausgetauscht, reduziert sich die Empfindlichkeit des Kanals für das Lokalanästhetikum Etidocain drastisch. Daraus läßt sich schlußfolgern, daß diese beiden Aminosäuren für die Bindung des Lokalanästhetikums eine große Rolle spielen. Sie liegen auf dem die Membran durchspannenden und aus einer α-Helix bestehenden Segment S6 des Motivs IV, sind hydrophob und ragen in die Pore des Kanals hinein. Ihr Abstand von einander beträgt das Doppelte einer Helixwindung (1,1 nm) und ist damit ideal für 1 - 1,5 nm lange Lokalanästhetikamoleküle, die wie z.B. das in der Abbildung dargestellte Etidocainmolekül über hydrophobe Wechselwirkung und Kation-π-Interaktionen an die Aminosäuren binden. Modifiziert nach Ragsdale *et al.*, 1994.

Nav1.2	**rat brain IIa**	...IISFLVVVNMYIAV...
Nav1.5	**human heart**	...IISFLIVVNMYIAI...
	human muscle	...IISFLIVVNMYIAI...
Nav1.7	**PN1**	...IISFLVVVNMYIAV...
Nav1.8	**SNS/PN3**	...IISFLIVVNMYIAV...
	SNS/PN3 human	...IISFLIVVNMYIAV...
Nav1.9	**SNS2/NaN**	...IISFLIVVNMYIAV...

Abbildung 6:
Penetranz der Lokalanästhetikabindungsstelle. Ausschnitt der Aminosäuresequenz verschiedener Natriumkanäle um die Lokalanästhetikabindungstelle im Einbuchstaben-Code. Die Aminosäuren Phenylalanin und Tyrosin (gelb unterlegt), welche die Bindungsstelle für Lokalanästhetika bilden, sind in allen abgebildeten Natriumkanälen an korrespondierenden Stellen vorhanden.

In der räumlichen Struktur des Natriumkanals findet sich diese Bindungsstelle im Inneren der Kanalpore unterhalb des Selektivitätsfilters, weshalb Lokalanästhetika ausschließlich von intrazellulär an ihre Bindungsstelle gelangen können. Durch ihre Lipophilie ist es den Lokalanästhetika allerdings möglich, die Zellmembran zu penetrieren. Hierdurch können sie ihre Wirkung bei der in der klinischen Anwendung selbstverständlich extrazellulären Applikation entfalten.

1.5 „use-dependent“ Block

Unter der Applikation der meisten Lokalanästhetika kommt es bei repetitiver Reizung der Nervenzelle zu einer Zunahme der Blockierung des TTX-resistenten Natriumstromes, dem „use-dependent“ Block (siehe Abbildung 7). Der Begriff phasischer Block wird synonym verwendet.

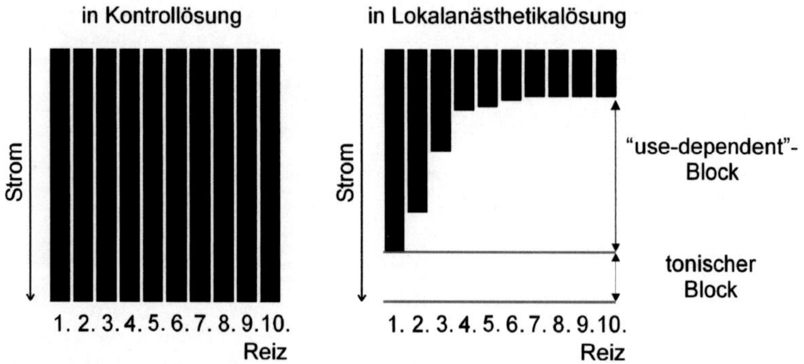

Abbildung 7:
Phänomen des „use-dependent“ Block. Schematisch dargestellte Natriumstromamplitude. Da es sich bei den Natriumströmen um einwärts gerichtete Ströme handelt sind die Stromamplituden konventionellerweise nach unten dargestellt.

Links: In Kontrollösung keine Veränderung der Ströme bei repetitiver Reizung.

Rechts: Bei identischer Stimulation unter Applikation eines Lokalanästhetikums ist beim ersten Reiz eine Abnahme des Stromes zu beobachten – der tonische Block. Die folgenden Reize zeigen eine weitere Stromreduktion bis zum Erreichen eines Gleichgewichtszustandes (steady state). In diesem Zustand hat das Binden und Abdiffundieren von Lokalanästhetikamolekülen ein Gleichgewicht erreicht. Dieser Effekt der Zunahme der Blockierung bei repetitiver Stimulation wird als „use-dependent“ Block bezeichnet.

Einen Versuch zur Erklärung des „use-dependent" Block bilden die zwei folgenden Hypothesen:

- Die „modulated-receptor-hypothesis" (Hille, 1977; Hondeghem und Katzung, 1977) geht davon aus, daß die Affinität der Lokalanästhetika zur Bindungsstelle in aktiviertem und inaktiviertem Zustand des Natriumkanals größer ist als im Ruhezustand. Beim ersten Stromimpuls kommt es zur Aktivierung des Kanals und Binden des Lokalanästhetikums an das Kanalmolekül. Folgt ein weiterer Stromimpuls werden weitere Natriumkanäle durch Lokalanästhetikamoleküle blockiert. Gleichzeitig diffundiert ein Teil des Lokalanästhetikums von vorher blockierten Kanalmolekülen ab. Da die Geschwindigkeit, mit der Lokalanästhetikamoleküle an den Kanal binden, höher ist als die der Abdiffusion, kommt es bis zum Erreichen eines Gleichgewichtszustandes zu einer Zunahme der Blockierung.
- Die „guarded-receptor-hypothesis" (Starmer *et al.*, 1984) ist eine weniger favorisierte Theorie, die von einem Schutz der Bindungsstelle gegen das Lokalanästhetikum im Ruhezustand ausgeht. Erst durch Öffnung des Aktivierungstors kann das Lokalanästhetikum-Molekül zur Bindungsstelle diffundieren. Die Affinität des Lokalanästhetikums zur Bindungsstelle wird jederzeit als gleich angenommen.

1.6 Schmerztherapie durch systemische Gabe natriumkanalblockierender Substanzen

Lokalanästhetika werden durch entsprechende Techniken in sehr hoher lokaler Konzentration direkt in die Nähe eines Nerven injiziert. Hierdurch kommt es zu einer vollständigen Blockade der Impulsleitung und damit zur Schmerzreduktion bzw. -ausschaltung. Bei systemischer Gabe werden zwar deutlich höhere Serumspiegel erreicht als bei lokaler Injektion, die Konzentration am Nerven selbst ist aber um ein vielfaches niedriger, so daß es in der Regel zu keiner Blockierung von Natriumkanälen und damit zu keiner Interaktion mit der Impulsleitung kommt. Trotzdem findet man klinisch eine Reduktion der Schmerzintensität nach systemischer Gabe von Lokalanästhetika in der Therapie chronischer Schmerzen.

Um diese Beobachtung zu verstehen, ist es wichtig zu wissen, daß geschädigte Nerven, welche der Grund für chronische Schmerzzustände sein können Veränderungen zum physiologischen Gewebe aufweisen:

- Nach einer peripheren Nervenverletzung kommt es zu einer Akkumulation von SNS/PN3-Kanälen an der Stelle des Traumas, wodurch die Entstehung ektoper Aktivität, die sich als neuropathischer Schmerz äußert, begünstigt wird (Novakovic *et al.*, 1998; Rizzo *et al.*, 1995; Matzner und Devor, 1994). In der übrigen Zellmembran nimmt die Anzahl der Kanäle dagegen ab.
- Die kurze Inaktivierung TTX-resistenter Natriumkanäle fördert die repetitive Aktivität in geschädigten Nerven (Elliott und Elliott, 1993), was sich in Computersimulationen bestätigt (Elliott, 1997).
- Das Ruhemembranpotential geschädigter Nerven liegt im weniger negativen Bereich, was eine ektope Aktivität weiter fördert.
- Auf Ebene des Rückenmarks in den Spinalganglienzellen kommt es zu einer Sensibilisierung, wodurch eine Verstärkung des Schmerzempfindens unterstützt wird (Woolf und King, 1987).

TTX-resistente Natriumkanäle spielen also eine Rolle bei der Entstehung und Unterhaltung chronischer Schmerzsyndrome. Bräu und Mitarbeiter (Bräu *et al.*, 2001) konnten nachweisen, daß unter experimentellen Bedingungen wie sie in geschädigten Nerven vorkommen (depolarisiertes Membranpotential, gesteigerte Aktionspotentialfrequenz), natriumkanalblockierende Substanzen wie Lokalanästhetika, Antiarrhythmika und Antiepileptika eine deutlich gesteigerte Affinität aufweisen. Hieraus ergibt sich eine Reduktion der Aktionspotentialfrequenz am Entstehungsort bereits bei niedrigen Konzentrationen wie sie durch systemische Gabe erreicht wird, was sich in einer Schmerzreduktion äußert. TTX-sensitive Natriumkanäle spielen hierbei eine weniger wichtige Rolle, zumal sie bei depolarisiertem Membranpotential bereits inaktiviert sind und damit nicht zur Impulsentstehung unter pathologischen Bedingungen beitragen können. Die wichtige Rolle des TTX-resistenten Natriumkanals bei chronischen Schmerzsyndromen läßt ihn zu einem wichtigen Angriffspunkt für neue Therapiemechanismen werden.

Hier sind vor allem Substanzen gesucht, welche die gesteigerte Aktivität von Nervenzellen bei neuropathischen Schmerzen dämpfen. Nach derzeitiger Vorstellung wäre eine Substanz, die TTX-resistente Natriumkanäle selektiv mit einem starken „use-dependent" Block blockiert, das ideale Präparat. Da ein hochselektives Präparat bislang nicht zur Verfügung steht, muß man weiterhin auf die nicht selektiven Lokalanästhetika zurückgreifen. Die Effekte von potenten Lokalanästhetika auf den TTX-resistenten Natriumkanal hinsichtlich des „use-dependent" Block und der Selektivität im Vergleich zu TTX-sensitiven Strömen nicht gut untersucht.

1.7 Zielsetzung

Ziel dieser Arbeit war es mit Hilfe der „whole-cell" Patch-Clamp Technik grundlegende blockierende Eigenschaften hochpotenter Lokalanästhetika auf den TTX-resistenten Natriumstrom zu untersuchen. Besondere Beachtung wurde dabei der komplexen Interaktion des Lokalanästhetikums mit den verschiedenen Zustandsformen des Natriumkanals geschenkt. Zum direkten Vergleich wurden ebenfalls TTX-sensitive Natriumströme untersucht. Mit Hilfe der gewonnenen Ergebnisse wurde ein Modell erstellt, welches das unterschiedliche Blockierungsverhalten am TTX-sensitiven und TTX-resistenten Natriumkanal erklärt.

2 Material und Methoden

2.1 Präparation

Für alle durchgeführten Experimente wurden männliche und weibliche, sechs bis acht Wochen alte Wistar-Ratten mit einem Gewicht von 200 bis 350 g verwendet.

Die Tiere wurden durch Commotion und cervicale Dislokation getötet. Im Anschluß daran wurde die Wirbelsäule von ventral freipräpariert, entnommen und durch Tyrodelösung vor dem Austrocknen bewahrt. Das Töten der Ratten und die Organentnahme wurden dem zuständigen Regierungspräsidenten gemeldet. Durch laterale Spaltung der Wirbelsäule wurde das Rückenmark freigelegt, anschließend wurden unter 25-facher Vergrößerung die Spinalganglien entnommen.

Die 20 bis 30 gewonnenen Ganglien wurden unter mikroskopischer Sicht mechanisch von anhängendem Gewebe befreit und danach in einem Eppendorf-Gefäß in Tyrode aufbewahrt. Es folgte die Herstellung einer Kollagenase-Trypsin-Lösung[5], welcher die Ganglien in einer Petrischale (∅ 3,5 cm, Greiner Labortechnik GmbH, Frickenhausen, Deutschland) für 30 Minuten ausgesetzt wurden. Die Petrischale befand sich während dieser Zeit in einer geschlossenen Aluminiumkammer (Feinmechanische Werkstatt des Physiologischen Instituts, Universität Gießen, Gießen, Deutschland), die durch eine Wärme-Kühl-Maschine Colora WK 3 (Colora Meßtechnik GmbH, Lorch, Deutschland) bei 37°C gehalten und mittels eines mechanischen Systems (Feinmechanische Werkstatt des Physiologischen Instituts, Universität Gießen) mit einer Frequenz von cirka 110 Schwingungen pro Minute horizontal bewegt wurde. Nach Entnahme der Ganglien aus der Enzymlösung und dreimaligem Spülen mit externer Ca^{2+}- und Mg^{2+}-freier Tyrode wurden die Ganglien der unmittelbar vorher angesetzten Desoxyribonuklease-Lösung für 5 Minuten ausgesetzt und anschließend einmalig in externer Tyrode gespült. Hieraus wurden die Ganglien in ein zu 2/3 mit Nährmedium gefülltes Eppendorf-Gefäß überführt und unter zur Hilfenahme von drei feuerpolierten Pasteur-Pipetten (Pasteur Capillary Pipettes, Short Size: 150 mm; Firma WU, Mainz, Deutschland) abnehmender Lumina mechanisch dissoziiert.

---

[5] Die Herstellungsweisen und Zusammensetzungen der verwandten Lösungen werden auf den folgenden Seiten erklärt.

Die so gewonnene Zellsuspension wurde auf vier Petrischalen (∅ 3,5 cm, Greiner Labortechnik GmbH), welche ebenfalls Nährmedium enthielten, verteilt und mit Carbogen (95% O_2, 5% CO_2) bei 24°C im Brutschrank inkubiert. Nach wenigen Stunden konnte der erste Patch durchgeführt werden.

2.2 Lösungen

Es wurden zur Präparation, zur Konservierung der Zellen sowie zur Durchführung der Versuche selbst hergestellte Lösungen verwendet. Die Enzymlösungen wurden erst kurz vor ihrem Einsatz zubereitet, die konstante Qualität der übrigen - 14-tägig erneuerten - Lösungen wurde vor jedem Gebrauch durch optische Kontrolle und durch Überprüfung ihres pH-Wertes sichergestellt. Es folgt eine Auflistung der Substanzen, ihrer Bezugswege sowie der verwendeten Mengen und der daraus resultierenden Konzentrationen, welche zur Herstellung der einzelnen Lösungen verwendet wurden. Die Feststoffe wurden, wenn nicht abweichend angegeben, in Aqua bidestillata gelöst. Vor Gebrauch wurden alle Lösungen durch sterile Celluloseacetat-Membran-Filter (Renner GmbH, Darmstadt, Deutschland) mit einer Porengröße von 0,2 µm von größeren Partikeln gereinigt und steril filtriert.

2.2.1 Externe Tyrode, 35 mM Na^+

Die externe Tyrode diente während der Experimente als Badlösung und wurde mit *TRIS (Tris[hydroxymethyl]aminomethan)* konstant bei einem pH-Wert von 7.4 gehalten. Das zugegebene *TEA (Tetraethylammonium-Chlorid)* diente zur Blockade der spannungsabhängigen Kaliumkanäle; die Zugabe von *TTX (Tetrodotoxin)* stellte die Registrierung ausschließlich TTX-resistenter Natriumströme sicher.

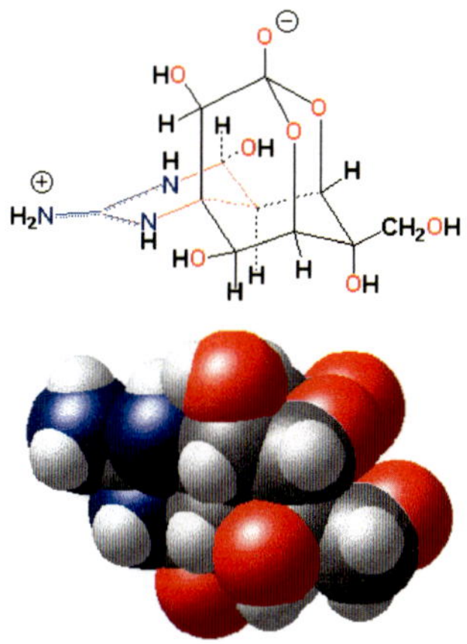

Abbildung 8:
Strukturformel und Atommodell von Tetrodotoxin.

Octahydro-12-(hydroxymethyl)-2-imino-5,9:7,10a-dimethano-10aH-[1,3]dioxocino-[6,5-d]pyrimidine-4,7,10,11,12-pentol.

TTX ist eine Substanz, welche in hoher Konzentration in den Ovarien, der Leber und der Haut des Kugelfisches vorkommt. Das Toxin blockiert durch die Bindung seiner positiv geladenen Guanidiniumgruppe an die in der Pore des Natriumkanals gelegene negativ geladene Aminosäure Glutaminsäure den Natriumkanal. Seit 1964 ist TTX als Blockierungssubstanz für spannungsabhängige Natriumkanäle bekannt (Narahashi *et al.*, 1964).

Bei den Experimenten an TTX-sensitiven Natriumströmen wurde auf die Zugabe von TTX verzichtet. In diesen Experimenten wurde der Nachweis der TTX-Sensitivität bei jeder Zelle am Ende des Experimentes durch 100 nM TTX erbracht. Der Natriumstrom wurde durch Reduktion der extrazellulären Natriumkonzentration auf 35 mM vermindert, um die Voltage-Clamp-Bedingungen, wie z. B. den Serienwiderstand, zu verbessern. Das entstandene Osmolaritätsdefizit wurde durch Cholinchlorid ausgeglichen.

Tabelle 2: ***Zusammensetzung der externen Tyrode, 35 mM Na^+.***

Substanz	Firma	Molekular-Gewicht ($g\cdot Mol^{-1}$)	Konzentration (mM)
Cholinchlorid	Sigma	139,60	110,0
NaCl	Roth	58,44	35,0
KCl	Merck	74,56	5,0
$CaCl_2$	Merck	147,02	1,0
$MgCl_2$	Sigma	203,30	1,0
Glucose	Merck	198,17	6,0
HEPES	Sigma	238,30	10,0
TEA-Chlorid	Merck	183,73	10,0
TTX	Latoxan	319,28	0,1

Sigma, Darmstadt, Deutschland; Roth, Karlsruhe, Deutschland; Merck, Darmstadt, Deutschland; Latoxan, Valence, Frankreich

2.2.2 Interne Lösung

Für die Füllung der Patch-Pipetten wurde die interne Lösung, welche durch TRIS auf einem pH-Wert von 7.2 gehalten wurde, verwendet. Bei bestehender „whole-cell" Konfiguration übernahm die interne Lösung die Funktion der Intrazellularlösung. Cs^+-Ionen dienten der Blockade von Kaliumströmen, Fluorid-Ionen blockierten die Calciumströme, *EGTA (Ethylenglycol-Bis[ß-Aminoethyl-Ether]-N-N-N-N-Tetraacetat)* senkte die intrazelluläre Ca^{2+}-Konzentration auf null. *HEPES (4-[2-Hydroxyethyl]-1-Piperazin-ethansulfonsäure)* fungierte als Puffer.

Tabelle 3: ***Zusammensetzung der internen Lösung.***

Substanz	Firma	Molekular-Gewicht ($g\cdot Mol^{-1}$)	Konzentration (mM)
CsF	Sigma	151,90	140,0
NaCl	Roth	58,44	10,0
EGTA	Sigma	380,40	3,0
HEPES	Sigma	238,30	10,0

2.2.3 Externe Tyrode Ca^{2+}- und Mg^{2+}-frei

Während der Präparation diente die externe Ca^{2+}- und Mg^{2+}-freie Tyrode, deren pH-Wert durch Zugabe von TRIS bei 7.4 gehalten wurde, zur Herstellung der Kollagenase-Trypsin-Lösung.

Tabelle 4: ***Zusammensetzung der externen Tyrode Ca^{2+}- und Mg^{2+}-frei.***

Substanz	Firma	Molekular-Gewicht ($g \cdot Mol^{-1}$)	Konzentration (mM)
NaCl	Roth	58,44	145,0
KCl	Merck	74,56	5,0
Glucose	Merck	198,17	6,0
HEPES	Sigma	238,30	10,0

2.2.4 Externe Tyrode

Die externe Tyrode wurde während der Präparation zum Spülen der Ganglien und zu deren Schutz vor dem Austrocknen verwandt.

Tabelle 5: ***Zusammensetzung der externen Tyrode.***

Substanz	Firma	Molekular-Gewicht ($g \cdot Mol^{-1}$)	Konzentration (mM)
NaCl	Roth	58,44	145,0
KCl	Merck	74,56	5,0
$CaCl_2$	Merck	147,02	1,0
$MgCl_2$	Sigma	203,30	1,0
Glucose	Merck	198,17	6,0
HEPES	Sigma	238,30	10,0

2.2.5 Nährmedium

Um die Qualität der Zellen über mehrere Tage konstant zu halten, wurden diese in einem Nährmedium unter Begasung mit Carbogen (95% O_2 und 5% CO_2) und Fixierung der Temperatur bei 24°C aufbewahrt. Zur Herstellung von 15 ml Nährmedium wurden zu 13,05 ml Minimum Essential Medium Eagle 60 µmol L-Glutamin, 1500 IE Penicillin, 1,5 mg Streptomycin und 1,5 ml fötales Kälberserum hinzugefügt. Die Substanzen wurden bis auf das fötale Kälberserum, welches von der Firma Biochrom, Berlin, Deutschland stammte, von der Firma Sigma bezogen.

2.2.6 Kollagenase-Trypsin-Lösung

In 3 ml externer Ca^{2+}- und Mg^{2+}-freier Tyrode (siehe Tabelle 4) wurden 9 g Kollagenase (Worthington Type CLS II, 280 U/l) der Firma Biochrom und 3 g Trypsin (Typ III aus Rinderpankreas) der Firma Sigma in Lösung gebracht.

2.2.7 Desoxyribonuklease-Lösung

Um bei allen Präparationen eine identische Aktivität der Enzymlösung zu gewährleisten wurden diese in Form von tiefgekühlten Stammlösungen bevorratet. Die Konzentrationen betrugen für die Desoxyribonuklease II 80 $\mu g \cdot ml^{-1}$, für den Trypsin-Inhibitor (Typ IS) 100 $\mu g \cdot ml^{-1}$. Unmittelbar vor Applikation der Lösung wurden 200 µl der Desoxyribonuklease-Lösung und 100 µl der Trypsin-Inhibitor-Lösung mit 2 ml Nährmedium angesetzt. Die Desoxyribonuklease wurde von der Firma Fluka, Buchs, Schweiz, der Trypsin-Inhibitor von Sigma bezogen.

2.2.8 Testsubstanzen

Die Lokalanästhetika Oxybuprocain, Dyclonin und Lidocain (Firma Sigma) wurden als Stammlösungen (Konzentration 10 mM, in Aqua bidestillata) bevorratet und durch Verdünnung mit der entsprechenden Badlösung auf die gewünschte Konzentration gebracht.

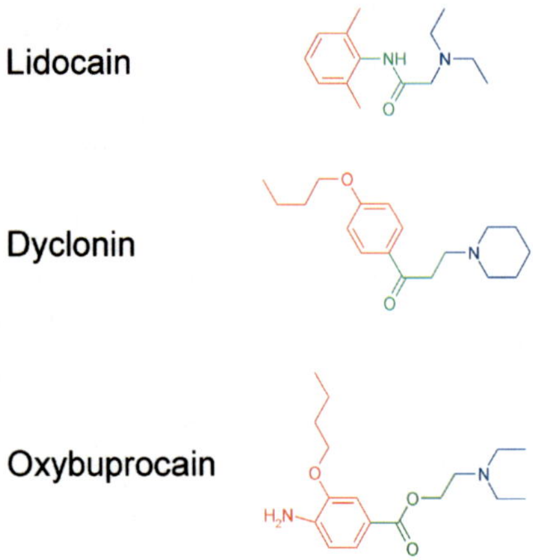

Abbildung 9:
Strukturformeln der verwendeten Lokalanästhetika. Der typische dreigliederige Aufbau natriumkanalblockierender Substanzen soll in dieser Abbildung farblich verdeutlicht werden.

rot: lipophiler Anteil

grün: aliphatische Zwischenkette mit Bindung

blau: hydrophiler Anteil

2.3 Arbeitstechnik

Die vorliegende Arbeit beruht auf Experimenten, die mit Hilfe der Patch-Clamp Technik durchgeführt wurden. Diese elektrophysiologische Arbeitstechnik wurde 1976 von Erwin Neher und Bert Sakmann entwickelt und später modifiziert (Hamill *et al.*, 1981). Bei den Experimenten dieser Arbeit gingen wir wie folgt vor:

Aus Micro-Hämatokritröhrchen, das mit einem Schmelzpunkt von 700°C – 850°C ein mittelhartes Glas ist, mit einem Außendurchmesser von 1,5 mm und einer Wandstärke von 0,32 mm (CEEBEE 101PS-Plain, Chr. Bardram, Health Care, Svendborg, Dänemark) werden durch einen Horizontal-Puller, (Brown Flaming Micropipette Puller Model P97, Sutter Instrument Company, Novato, USA) Pipetten angefertigt. Unmittelbar vor dem Einsatz werden diese Pipetten an einer auf einem Heizdraht befindlichen Glaskugel feuerpoliert (Mikro-Schmiede), um eine glatte und saubere Öffnung der Pipette zu erzielen. Die Pipette wird mit interner Lösung gefüllt und dann auf den Pipettenhalter (siehe Abbildung 10) aufgesetzt.

Abbildung 10:
Pipettenhalter. Die Pipette, gefüllt mit interner Lösung, stellt über den chlorierten Silberdraht und die elektrische Verbindung den Kontakt zwischen der zu untersuchenden Zelle und dem Vorverstärker her. Über die seitliche Über-/ Unterdruckverbindung und ein daran konnektiertes Schlauchsystem ist es möglich, den Druck an der Pipettenspitze zu verändern. Durch feindosierten Unterdruck ist ein Ansaugen der Zelle oder ein Durchbrechen der Zellmembran möglich, wodurch eine elektrische Verbindung zum Zellinneren entsteht.
Modifiziert nach Numberger und Draguhn, 1996.

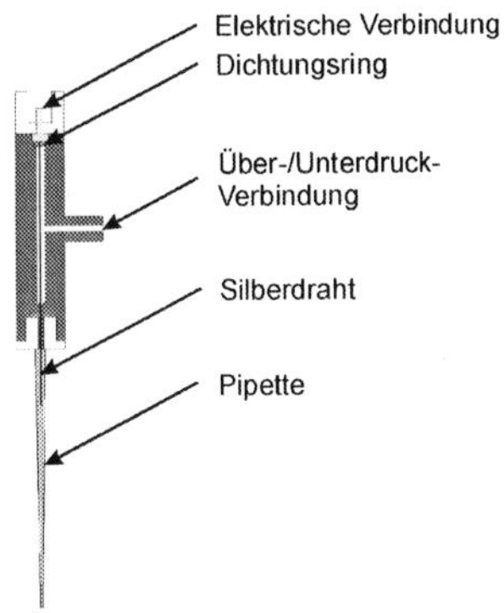

Aus den in einer Petrischale (∅ 3,5 cm, Greiner Labortechnik) in externer Tyrode, 35 mM Na^+ befindlichen Zellen wird unter dem invertierten Mikroskop (Axiovert 135 der Firma Zeiss, Jena, Deutschland) eine geeignete Zelle ausgewählt. Die feine Glaspipette wird unter mikroskopischer Sicht bei 40- bis 400-facher Vergrößerung an die zu untersuchende Zelle herangeführt.

Die Bewegungen der Pipette werden über einen Mikromanipulator (HS6/2, Firma Maerzhäuser, Wetzlar, Deutschland) gesteuert. Über ein Schlauchsystem wird ein leichter Unterdruck angelegt, wodurch eine elektrischen Abdichtung zwischen Zellmembran und Pipette entsteht („cell-attached"). Durch einen verstärkten Unterdruck wird ein Durchbrechen der Zellmembran erreicht. Durch diesen Vorgang wird der Innenraum der Zelle elektrisch zugänglich („whole-cell"). Innerhalb von cirka einer Minute kommt es zum Austausch des Zellinhaltes gegen die interne Pipettenlösung. Der Abdichtwiderstand liegt hier oberhalb von 1 GΩ (Giga-Seal). Es existieren zwei weitere Patch-Clamp Konfigurationen, die in der vorliegenden Arbeit jedoch nicht verwendet wurden (siehe Abbildung 11).

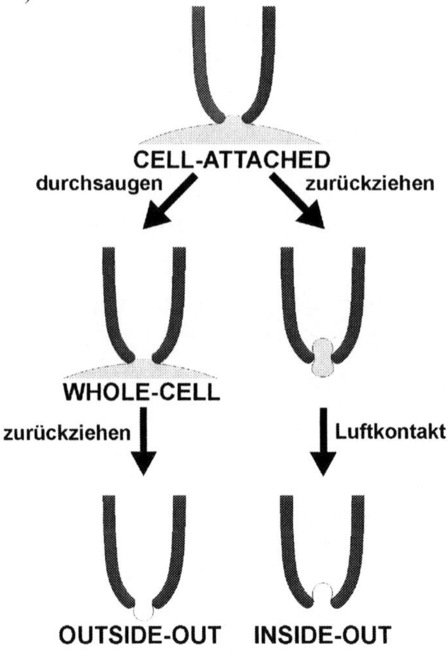

Abbildung 11:
Patch-Clamp Konfigurationen. Wird die Pipette an die Zelle herangeführt und ein leichter Unterdruck angelegt entsteht die „cell-attached" Konfiguration. Ein Durchbrechen der Zellmembran durch Verstärkung des Unterdrucks stellt die „whole-cell" Konfiguration her, bei der ein elektrischer Zugang zur gesamten Zelle vorhanden ist. Wird die Pipette, bei fixierter Zelle, daraufhin langsam zurückgezogen, bildet sich ein kleines Membranvesikel, es resultiert die „outside-out" Konfiguration. Hierbei liegt die Außenseite der Membran auf der Außenseite des Vesikels. Ein Zurückziehen der Pipette aus der „cell-attached" Konfiguration mit kurzem Luftkontakt ohne vorheriges Durchbrechen der Membran führt zu einem Kompartiment mit umgekehrter Anordnung der Zellmembran, der „inside-out" Konfiguration. Modifiziert nach Hamill *et al.*, 1981.

Mit der „whole-cell" Konfiguration, welche für die durchgeführten Experimente angewandt wurde, ist es möglich, die Ströme der Ionenkanäle der gesamten Zelle zu messen. Als elektrisches Ersatzschaltbild dient Abbildung 12.

Abbildung 12: ***Ersatzschaltbild der „whole-cell" Konfiguration.*** Der elektrische Zugang zur Zelle wird durch den Serienwiderstand R_S, welcher zwischen Pipettenlösung und Zellsoma entsteht durch die Kapazität der Zellmembran C_m und durch den Membranwiderstand R_m wesentlich beeinflußt. Membranfragmente und zu enge Pipettenspitzen verursachen einen Anstieg des Serienwiderstandes. Die Kapazität der Zellmembran C_m steigt mit zunehmender Zellgröße. Modifiziert nach Numberger und Draguhn, 1996.

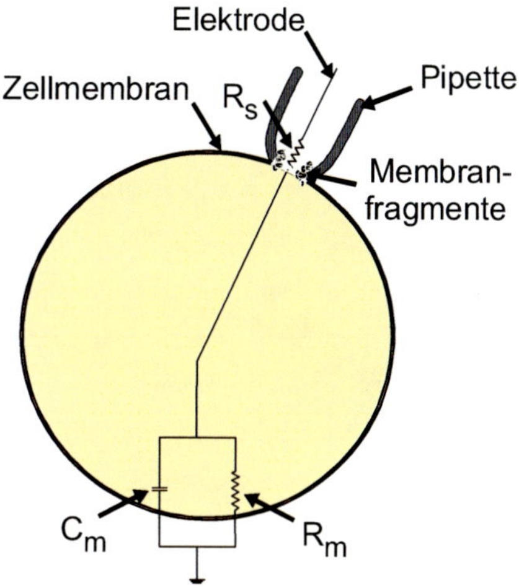

Registrierungen der sehr kleinen fließenden Ströme sind nur durch spezielle Patch-Clamp Verstärker wie dem verwendeten Axopatch 200B (Axon Instruments, Union City, USA) möglich. Diese arbeiten nach dem „Voltage-Clamp" Prinzip:

Das Membranpotential kann durch die vom Hersteller des Verstärkers mitgelieferte Software pClamp 6.0 (Axon Instruments) über einen IBM-kompatiblen Personalcomputer vorgegeben werden. Über einen 12-bit DA-Wandler wird das digitale Signal in ein Analoges überführt und auf den nicht-invertierten Eingang eines Operationsverstärkers gegeben. Dieser vergleicht das vorgegebene Membranpotential mit dem tatsächlich Vorhandenen, verstärkt eine eventuelle Differenz und gibt diese an den Rückkopplungswiderstand weiter. Über den Rückkopplungswiderstand fließt nun ein Strom, bis die festgestellte Differenz zwischen dem vorgegebenen Membranpotential und dem Vorhandenen ausgeglichen ist. Der durch die Zelle fließende Strom ist gleich der Spannung am Ausgang des Operationsverstärkers dividiert durch den Rückkopplungswiderstand (Ohmsches Gesetz). Dieses Signal gelangt über einen Tiefpaßfilter an einen 12-bit AD-Wandler und wird im PC registriert.

Um den Serienwiderstand R_s (siehe Abbildung 12), der bei der „whole-cell" Konfiguration zwischen Elektrode und Zellsoma unter anderem durch Membranfragmente auftritt, möglichst gering zu halten, werden Pipetten mit einer großen Öffnung verwendet. Meßbar wird dies durch einen geringen Pipettenwiderstand von 0,8 bis 1,3 MΩ. Da ein hoher Serienwiderstand den Spannungsausgleich zwischen Pipette und Zelle verzögert, wird dieser am Verstärker zu 80 bis 90% korrigiert. Kapazitive Ströme und Leckströme der Zellen wurden bereits während der Experimente online mit dem „Patch-Clamp" Verstärker kompensiert. Als Elektrode dient ein Silberdraht, der zur Minimierung des Offsetpotentials chloriert wird. Nach hergestellter „whole-cell" Konfiguration wird die Zelle mit der Pipette langsam angehoben und den zu untersuchenden Testsubstanzen ausgesetzt. Dies ist durch ein speziell entwickeltes Perfusionssystem möglich. Die Lösungen werden in 5 ml Spritzen gefüllt, welche in Bohrungen in einem Plexiglasblock (Feinmechanische Werkstatt des Physiologischen Instituts, Universität Gießen) plaziert werden. Diese Bohrungen münden über Teflonschläuche in sechs Glaskapillaren (Innendurchmesser 1 mm), in welche die Zelle hineingefahren werden kann. Innerhalb der Kapillaren wird über ein hydraulisches System (Dauerinfusionsgerät Perfusor IV; B. Braun AG, Melsungen, Deutschland) ein gleichmäßiger Fluß von ~40 mm/min aufgebaut. Durch dieses System ist ein Lösungswechsel innerhalb einer Sekunde möglich. Durchgeführt werden die Experimente bei einer Umgebungstemperatur von 22 bis 24°C. Alle Spannungen in dieser Arbeit geben die Differenz von Innenseite zur Außenseite der Zelle an. Einwärtsströme werden mit negativem Vorzeichen und in Abbildungen nach unten dargestellt.

2.4 Aufzeichnung und Datenverarbeitung

Das Nyquist-Kriterium (Neufang, 1983) nach welchem die Abtastfrequenz (Anzahl der digitalisierten Datenpunkte in der Sekunde) mindestens das Doppelte der Filtereckfrequenz betragen soll, wurde durch eine „Sample-rate" von 10 kHz und einem „Low-pass" Filter von 2 kHz erfüllt. Die auf der Festplatte des IBM-kompatiblen Personalcomputers mit der Software pClamp 6.0 (Axon Instruments) aufgezeichneten Ströme werden im Programm ClampFit 6.0 (Axon Instruments) ausgewertet.

Graphische Darstellungen der Ergebnisse und nicht-lineare Anpassung der Modellfunktionen an die Datenpunkte erfolgen in FigP 5.0 (Biosoft, Cambridge, UK), Origin 7.0G (Microcal, Northampton, USA) und CorelDraw 8.0 (Corel Corporation, Dallas, USA).

2.5 Statistik

Bei den in Abbildungen dargestellten Datenpunkten handelt es sich um Mittelwerte, bei den zugehörigen Fehlerbalken um den Standardfehler des Mittelwertes (SEM). Die Anpassung der Parameter der Gleichungen an die Datenpunkte wurde mit nicht-linearem Fit nach Methode der kleinsten Abweichungsquadrate durchgeführt. Angepaßte Parameter werden mit dem Standardfehler des Fits (SE) angegeben.

3 Ergebnisse

In dieser Arbeit wurden TTX-resistente und TTX-sensitive Natriumströme untersucht. *Tetrodotoxin (*TTX) ist ein Toxin, welches unter anderem bei Kugelfischen vorkommt und selektiv bestimmte spannungsabhängige Natriumkanäle blockiert.

3.1 Eigenschaften der Natriumströme

Bei den Experimenten an TTX-resistenten Natriumkanälen wird durch die Anwesenheit von 100 nM TTX die Registrierung TTX-resistenter Natriumströme gewährleistet. Die Konzentration von 100 nM wird als ideale Konzentration verwendet, da eine Blockade der schnellen TTX-sensitiven Natriumströme sichergestellt ist und der erheblichen Toxizität von TTX Rechnung getragen wird. TTX-resistente Natriumströme sind hauptsächlich bei Zellen mit einem kleinen Durchmesser (∅ 20 - 40 µm), TTX-sensitive Ströme bei Zellen mit größerem Durchmesser (∅ 40 - 60 µm) zu finden.

Der Nachweis der TTX-Sensitivität erfolgte bei den entsprechenden Experimenten für jede Zelle durch die mindestens 97%ige Blockade des Stromes durch 100 nM TTX. Aufgrund dessen wurden im Rahmen der Arbeit n=156 Zellen untersucht von denen später nur n=34 Zellen in die Auswertung eingehen konnten. Zur Charakterisierung der Natriumströme diente die Untersuchung ihrer Aktivierungs- und Inaktivierungscharakteristik.

Zur Feststellung der Spannungsabhängigkeit der Aktivierung erfolgt ausgehend von einem Haltepotential von –90 mV eine Hyperpolarisation auf –110 mV. Von diesem Potential aus beginnt eine Depolarisation in 10 mV-Schritten in 3 Sekunden Abstand von –80 mV auf +60 mV. Die dabei registrierte Amplitude des Natriumspitzenstromes (I_{Na}) wird gegen die Spannung des Testimpulses (E) aufgetragen, woraus eine Strom-Spannungskurve resultiert (siehe Abbildung 13). Weitere diese Kurve beeinflussende Faktoren sind die Natriumleitfähigkeit (G_{Na}) der Membran, welche Werte zwischen Null und der maximalen Leitfähigkeit ($G_{Na,max}$) einnehmen kann, das halbmaximale Aktivierungspotential ($E_{h,a}$), dasjenige Potential, bei dem die maximale Leitfähigkeit zu 50% aktiviert ist, sowie der Steilheitsfaktor (k_a), der die Veränderung der Leitfähigkeit um den Punkt $E_{h,a}$ beschreibt.

Den genauen Zusammenhang dieser Faktoren zeigt Gleichung 2:

Gleichung 2:
Natriumleitfähigkeit der Membran.

$$G_{Na}(E) = \frac{G_{Na,\max}}{1+e^{\frac{E_{h,a}-E}{k_a}}}$$

G_{Na}	Natriumleitfähigkeit der Membran
E	Spannung des Testimpulses
$G_{Na,max}$	maximale Leitfähigkeit der Membran
$E_{h,a}$	halbmaximales Aktivierungspotential
k_a	Steilheitsfaktor

Weiterhin ist der beim Testimpuls fließende Strom (I_{Na}) vom Membranpotential E abhängig. Dieser ist mit Hilfe des Ohmschen Gesetzes und unter Kenntnis des Natriumgleichgewichtspotentials (E_{Na}) gemäß Gleichung 3 zu berechnen:

Gleichung 3:

$$I_{Na}(E) = G_{Na} \cdot (E - E_{Na})$$

I_{Na}	Natriumspitzenstrom
E_{Na}	Natriumgleichgewichtspotential

Durch Einsetzen von Gleichung 2 in Gleichung 3 kommt die Formel zur Beschreibung der Strom-Spannungskurve als Gleichung 4 zustande:

Gleichung 4:

$$I_{Na}(E) = \frac{G_{Na,\max}}{1+e^{\frac{(E_{h,a}-E)}{k_a}}} \cdot (E - E_{Na})$$

Die Parameter der Gleichung werden durch nicht-lineare Kurvenanpassung an die Datenpunkte der Strom-Spannungskurve gewonnen. Eine solche Untersuchung der Strom-Spannungs-Abhängigkeit wurde für jede verwendete Zelle durch Applikation des geeigneten Impulsprogramms durchgeführt. Aus den Parametern aller untersuchten Zellen wurden die Mittelwerte gebildet.

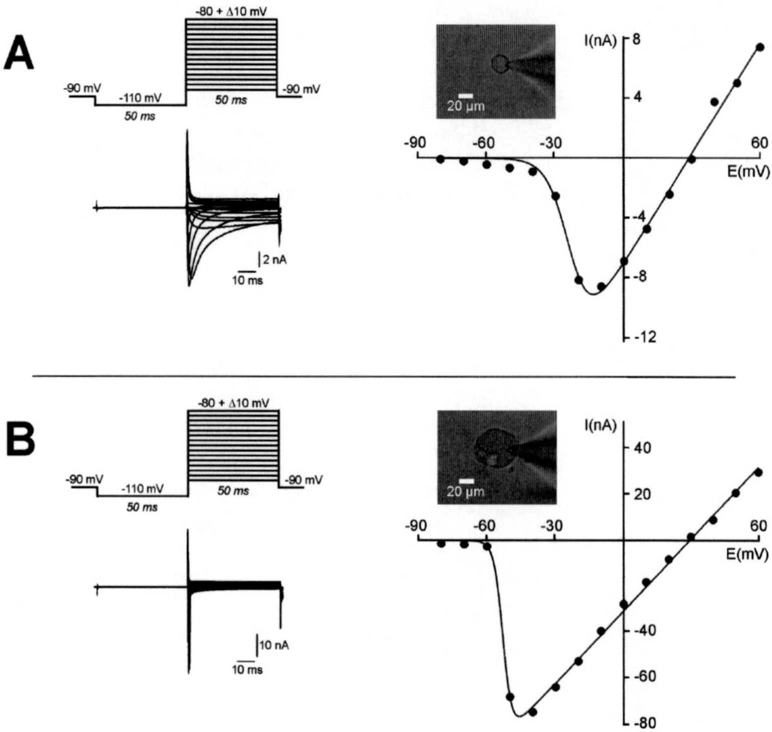

Abbildung 13:
Spannungsabhängigkeit der Aktivierung der untersuchten Natriumströme.

Teil A: Die überwiegend an kleinen Spinalganglienzellen (Photo) registrierbaren TTX-resistenten Natriumströme werden durch das abgebildete Impulsprotokoll in TTX-haltiger (100 nM) Badlösung (externe Tyrode 35 mM Na^+) ausgelöst. Jede gemessene Amplitude des Natriumspitzenstromes (I_{Na}) wird gegen die Spannung des Testimpulses (E) aufgetragen, woraus sich die Aktivierungskurve ergibt.

Teil B: Zur Registrierung TTX-sensitiver Natriumströme werden größere Spinalganglienzellen (Photo) in TTX-freier Badlösung bei sonst gleichem Vorgehen untersucht. Die Aktivierungskurve entsteht analog.

Das Ergebnis der Mittelwertbildung ist ein halbmaximales Aktivierungspotential ($E_{h,a}$) von -28,4 ±1,6 mV für die TTX-resistenten Ströme (n=15) und von –55,9 ±2,2 mV für die TTX-sensitiven Ströme (n=18). Der Steilheitsfaktor (k_a) beträgt 4,2 ±1,1 mV für die TTX-resistenten Ströme und 1,6 ±0,6 mV für die TTX-sensitiven Ströme.

Das Umkehrpotential (E_{Na}) liegt für die TTX-resistenten Ströme bei 23,2 ±1,1 mV und für die TTX-sensitiven Ströme bei 24,0 ±1,1 mV, was dem mit Hilfe der Nernst-Gleichung errechneten Potential für Natrium unter den gewählten experimentellen Bedingungen von 31,8 mV entspricht.

Die Spannungsabhängigkeit der schnellen Inaktivierung wird durch Applikation des in Abbildung 14 gezeigten Impulsprotokolls ermittelt. Der während des Testimpulses gemessene Natriumspitzenstrom wird gegen das Potential des Vorimpulses aufgetragen. Das halbmaximale Inaktivierungspotential ($E_{h,i}$), welches dem Potential entspricht, bei dem 50% der Natriumkanäle inaktiviert sind, wird durch Gleichung 5 berechnet:

Gleichung 5:

$$I_{Na}(E) = \frac{I_{Na,\max}}{1 + e^{\frac{E - E_{h,i}}{k_i}}}$$

$E_{h,i}$	halbmaximales Inaktivierungspotential
k_i	Steilheitsfaktor
$I_{Na,\,max}$	Natriumspitzenstrom

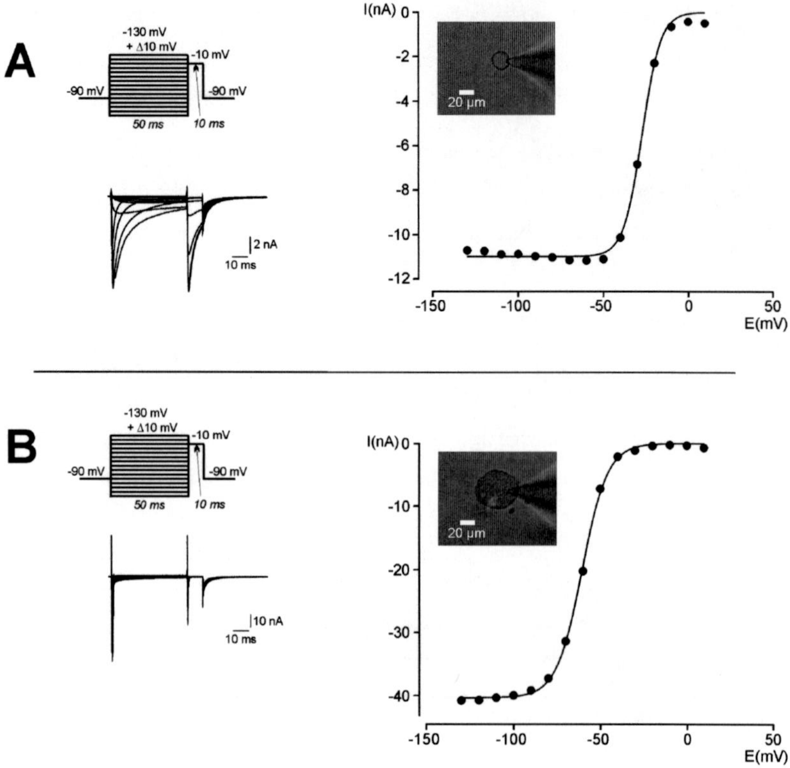

Abbildung 14:
Spannungsabhängigkeit der Inaktivierung der untersuchten Natriumströme.

Teil A: Durch Applikation des abgebildeten Impulsprotokolls werden an kleinen Spinalganglienzellen (Photo) TTX-resistente Natriumströme in TTX-haltiger (100 nM) Badlösung (externe Tyrode 35 mM Na^{+}) ausgelöst. Der als Reaktion auf den 10 ms dauernden Testimpuls gemessene Natriumspitzenstrom wird gegen das Potential des Vorimpulses aufgetragen, woraus sich die Inaktivierungskurve ergibt.

Teil B: Zur Registrierung TTX-sensitiver Natriumströme werden größere Spinalganglienzellen (Photo) in TTX-freier Badlösung bei sonst gleichem Vorgehen untersucht. Die Inaktivierungskurve entsteht analog.

Für die TTX-resistenten Ströme ergibt sich ein halbmaximales Inaktivierungspotential ($E_{h,i}$) von –32,2 ±0,8 mV und ein Steilheitsfaktor k_i von 5,4 ±0,7 mV (n=16). Für die TTX-sensitiven Ströme beträgt das halbmaximale Inaktivierungspotential ($E_{h,i}$) –65,4 ±1,7 mV und der Steilheitsfaktor k_i 8,5 ±1,1 mV (n=18).

3.2 Blockierung durch Lokalanästhetika

Unter zehnmaliger Applikation eines Impulsprotokolls mit einem zeitlichen Abstand von 0,5 s was einer Frequenz von 2 Hz entspricht, wurden Natriumströme bei einem Haltepotential von –90 mV ausgelöst und aufgezeichnet (siehe Abbildung 15). Alle diese Faktoren bestimmen maßgeblich die Ausprägung des phasischen Blockes und nur durch deren Konstanz ist eine Vergleichbarkeit der Ergebnisse erreichbar. Während der Impulse befand sich die jeweilige Zelle zu Beginn jedes Experimentes in Kontrollösung, danach in einer Lokalanästhetikalösung der Konzentrationen 0,3 µM bis 1000 µM. Die Applikation des Impulsprotokolls in den verschiedenen Umgebungslösungen erfolgte mit einem zeitlichen Abstand von mindestens 3 Minuten, um eine Effektüberlagerung zu vermeiden. Abschließend wurde die Reversibilität der Natriumkanalblockierung für jede untersuchte Zelle in Kontrollösung nachgewiesen. Wie in Abbildung 15 deutlich wird, nimmt der Natriumspitzenstrom bei der zehnmaligen Applikation des Impulsprotokolls besonders deutlich bei den TTX-resistenten Strömen in den Testsubstanzen sukzessiv ab. Dieser Effekt wird als „use-dependent" Block bezeichnet, welchem der tonische Block, der bei der ersten Applikation des Impulsprotokolls auftritt, gegenübersteht. Die Abnahme des Natriumspitzenstromes bei jeder Applikationswiederholung ist in Abbildung 16 gegen die Impulsnummer aufgetragen und verdeutlicht die starke Ausprägung des phasischen Blockes bei TTX-resistenten Strömen.

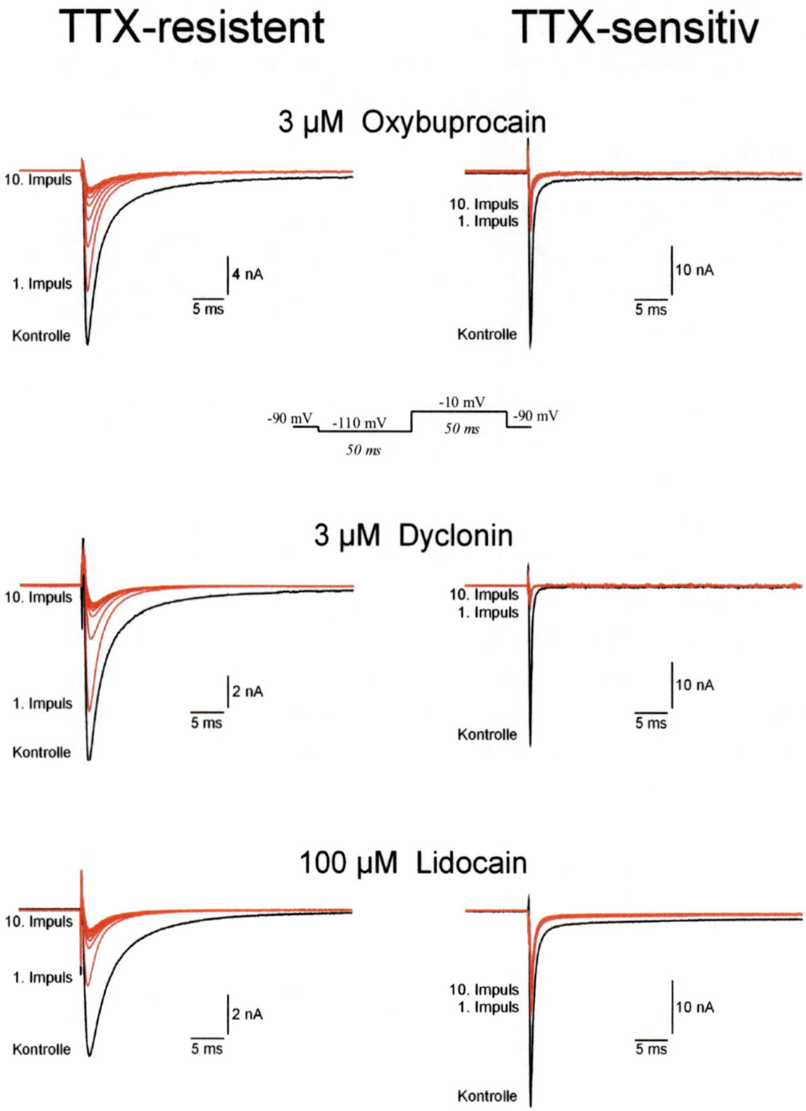

Abbildung 15:
Originalregistrierungen von TTX-resistenten (links) und TTX-sensitiven (rechts) Natriumströmen. Abgebildet ist der Strom des ersten Impulses in Kontrollösung (schwarze Linie) und die Ströme des ersten bis zehnten Impulses in Testsubstanz (rote Linien). Ausgelöst wurden die Ströme durch das abgebildete Impulsmuster, das mit einer Frequenz von 2 Hz zehnmal hintereinander appliziert wurde. Das Haltepotential betrug –90 mV.

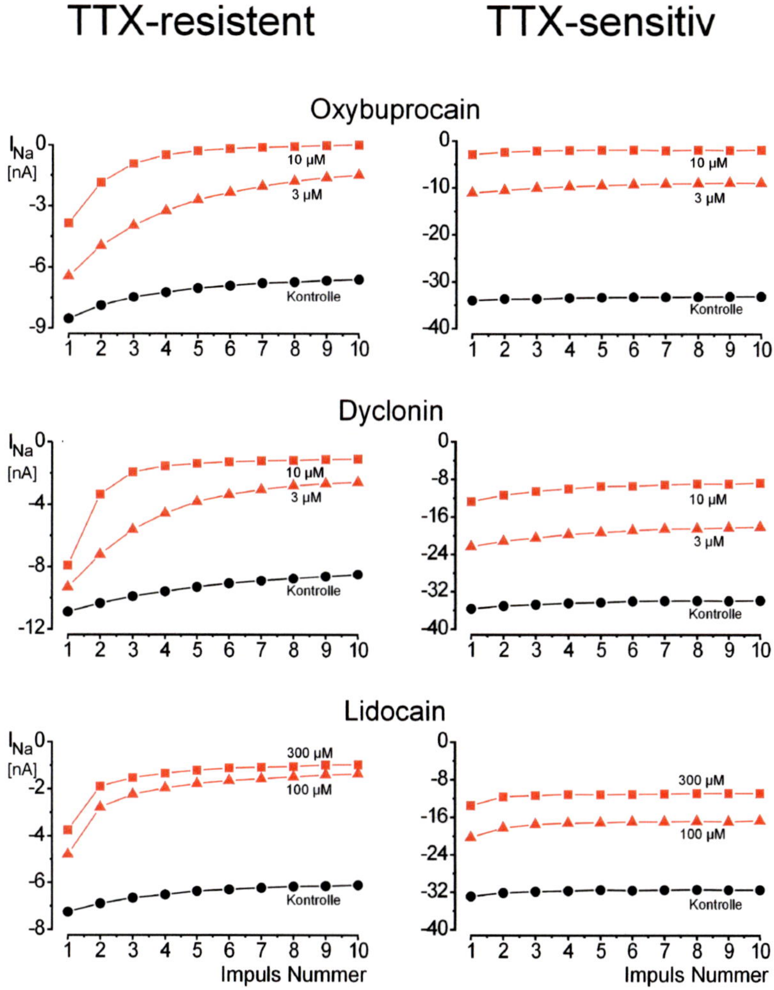

Abbildung 16:
Entwicklung des „use-dependent" Block des TTX-resistenten (links) und TTX-sensitiven (rechts) Natriumspitzenstromes unter Applikation verschiedener Konzentration von Oxybuprocain, Dyclonin und Lidocain. Der Natriumspitzenstrom ist gegen die jeweilige Impulsnummer aufgetragen. Die Reizfrequenz betrug 2 Hz.

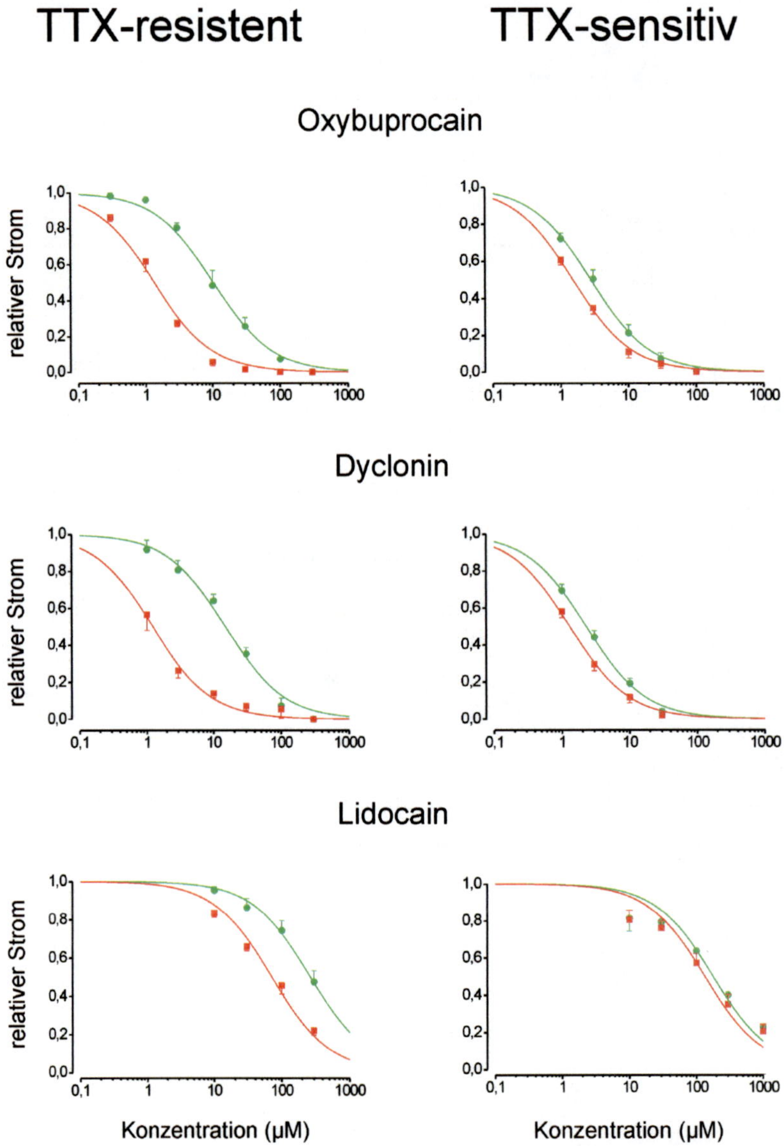

Abbildung 17:
Konzentrations-Inhibitions-Kurven von TTX-resistenten (links) und TTX-sensitiven (rechts) Natriumströmen. Für den tonischen Block (grün) wurde die relative Abnahme des Stromes des ersten Impulses, für den „use-dependent" Block (rot) die des zehnten Impulses gegen die jeweilige Lokalanästhetikakonzentration aufgetragen. Für die Bestimmung der IC_{50}-Werte wurden die Parameter der Gleichung 6 an die Datenpunkte angepaßt. In der Abbildung dargestellte Symbole sind Mittelwerte der Datenpunkte, Fehlerbalken stellen den Standardfehler des Mittelwertes dar.

Zur exakten Bestimmung der Blockierungspotenz der untersuchten Lokalanästhetika werden Konzentrations-Inhibitions-Kurven erstellt. Dazu wird der Strom in Testsubstanz durch den Strom in Kontrollösung dividiert, es resultiert der relative Strom. Dieser relative Strom wird gegen die logarithmisch dargestellte Lokalanästhetikakonzentration aufgetragen. Die Blockierungen des ersten Impulses werden als tonische Blockade dargestellt (grün), die des zehnten Impulses als „use-dependent" Block (rot) (siehe Abbildung 17).

Wird Gleichung 6 nichtlinear an die Datenpunkte angepaßt, ergeben sich die in den Tabellen 6 und 7 aufgelisteten halbmaximalen Blockierungskonzentrationen (IC_{50}). Bei den durchgeführten Anpassungen wurde der Hill-Koeffizient p gleich eins gesetzt, um einer angenommenen 1:1-Bindung von Lokalanästhetikummolekül und Bindungsstelle Rechnung zu tragen. Aufgrund seiner Position in der Gleichung bestimmt der Hill-Koeffizient die Steigung der Kurve.

Gleichung 6:

$$f(c) = 1 - \frac{1}{1 + \left(\frac{IC_{50}}{c}\right)^{p}}$$

p	Hill-Koeffizient
c	Lokalanästhetikakonzentration
IC_{50}	halbmaximale Blockierungskonzentration

Tabelle 6:
Halbmaximale Blockierungskonzentrationen (IC_{50}-Werte) TTX-resistenter Zellen

IC_{50}-Werte TTX-resistenter Zellen			
Substanz	tonisch (µM)	„use-dependent" (µM)	$\frac{\text{tonisch}}{\text{"use - dependent"}}$
Oxybuprocain	10,3 ±0,8 (n=6)	1,4 ±0,1 (n=6)	7,4
Dyclonin	15,0 ±1,6 (n=6)	1,2 ±0,1 (n=5)	12,5
Lidocain	265 ±19 (n=4)	71,1 ±8,6 (n=4)	3,7

Tabelle 7:
Halbmaximale Blockierungskonzentrationen (IC_{50}-Werte) TTX-sensitiver Zellen.

IC_{50}-Werte TTX-sensitiver Zellen			
Substanz	tonisch (µM)	„use-dependent" (µM)	$\frac{\text{tonisch}}{\text{"use - dependent"}}$
Oxybuprocain	2,8 ±0,1 (n=6)	1,5 ±0,1 (n=6)	1,9
Dyclonin	2,3 ±0,1 (n=4)	1,3 ±0,1 (n=4)	1,8
Lidocain	179 ±40 (n=8)	135 ±30 (n=3)	1,3

3.3 *Dynamischer Block*

Der TTX-resistente Natriumstrom weist neben der Abnahme der Natriumspitzenstromamplitude auch eine Beschleunigung der Inaktivierung unter den drei getesteten Lokalanästhetika auf. Die beschleunigte Inaktivierungskinetik kann am besten bei niedrigen Lokalanästhetikakonzentrationen, die nur einen geringen Block hervorrufen und auch nur während der ersten Reize der 2 Hz Impulsserie beobachtet werden. Während des zehnten Impulses ist zwar der Natriumstrom deutlich reduziert, die schnellere Inaktivierungskinetik scheint aber wieder aufgehoben zu sein. Dividiert man den Stromkurvenverlauf im Lokalanästhetikum durch den in der Kontrolle, ergibt sich der relative Strom im Laufe der Depolarisation (siehe Abbildung 18). Hierbei wird klar erkennbar, daß der relative Strom auch im Lokalanästhetikum vor der Blockade bei eins liegt, es also noch zu keiner Natriumkanalblockade gekommen ist. Erst mit Beginn des Stromflusses kommt es exponentiell zu einer relativen Abnahme des Stromes, bedingt durch eine zunehmende Blockade im Verlauf der Depolarisation. Wird die Zelle zehnmal hintereinander mit einer Frequenz von 2 Hz gereizt kommt es zur „use-dependent“ Blockade, was sich in einer Reduktion des Natriumspitzenstromes äußert. Dividiert man nun den Stromkurvenverlauf des zehnten Impulses durch den Verlauf des 10. Impulses in der Kontrolle, so ist die Blockadezunahme über die Zeit nicht erkennbar, da bereits zu Beginn der Depolarisation der maximal ausgeprägte Block besteht.

Anders stellt sich die Situation bei den TTX-sensitiven Strömen dar. Hier besteht bereits vor der Depolarisation eine Blockade des Stromes. Die Depolarisation selbst bewirkt keine relative Abnahme des Stromes im Verlauf. Auch kann durch repetitives Reizen mit 2 Hz keine deutliche Zunahme der Blockade erreicht werden, der phasische Block ist nur gering ausgeprägt.

Die Kinetik der relativen Abnahme des TTX-resistenten Natriumstromes während der Depolarisation (dynamische Blockade) ist konzentrationsabhängig. Durch zunehmende Konzentration nimmt die Zeitkonstante mit der sich der Block entwickelt, ab (siehe Abbildung 19). Durch nichtlineare Anpassung einer Exponentialfunktion an den Kurvenverlauf kann die Zeitkonstante der Stromabnahme bestimmt werden.

Trägt man den Reziprokalwert der Zeitkonstanten gegen die jeweilige Konzentration auf so erhält man laut Massenwirkungsgesetz eine Gerade deren Steigung der Konstanten der Hinreaktion und deren Schnittpunkt mit der Y-Achse der Konstanten der Rückreaktion entspricht (Abbildung 19B). Zum anderen kann durch Extrapolieren entlang der Exponentialfunktion der relative Strom zum Zeitpunkt unmittelbar vor der Depolarisation sowie bei unendlich langer Depolarisation bestimmt werden. Trägt man die gefundenen Werte gegen die logarithmisch dargestellte Konzentration auf, so erhält man die Konzentrations-Inhibitionskurve für die Blockade des ruhenden Kanals (vor der Depolarisation) sowie des maximal ausgebildeten dynamischen Blocks (unendlich lange Depolarisation) die der Blockade des offenen Kanals entspricht (Abbildung 19C). Interessanterweise liegt die Konzentrations-Inhibitionskurve für den ruhenden Kanal sehr viel weiter rechts als die Kurve die durch die Messung des Natriumspitzenstromes bestimmt wurde. Die Kurve für den maximal erreichten dynamischen Block ähnelt der Kurve für den maximalen „use-dependent“ Block. Dies zeigt, daß bereits am Ende der ersten Depolarisation der vollständige Block ausgebildet ist. Die Ursache hierfür liegt in der schnellen Ausbildung des dynamischen Blocks während der Depolarisation. Zum Zeitpunkt des maximalen Stromes während des ersten Impulses wird der Strom bereits blockiert, so daß bei der Messung des Spitzenstromes bereits eine zu große Blockade vorliegt, die nicht mehr der Blockade des ruhenden Kanals entspricht.

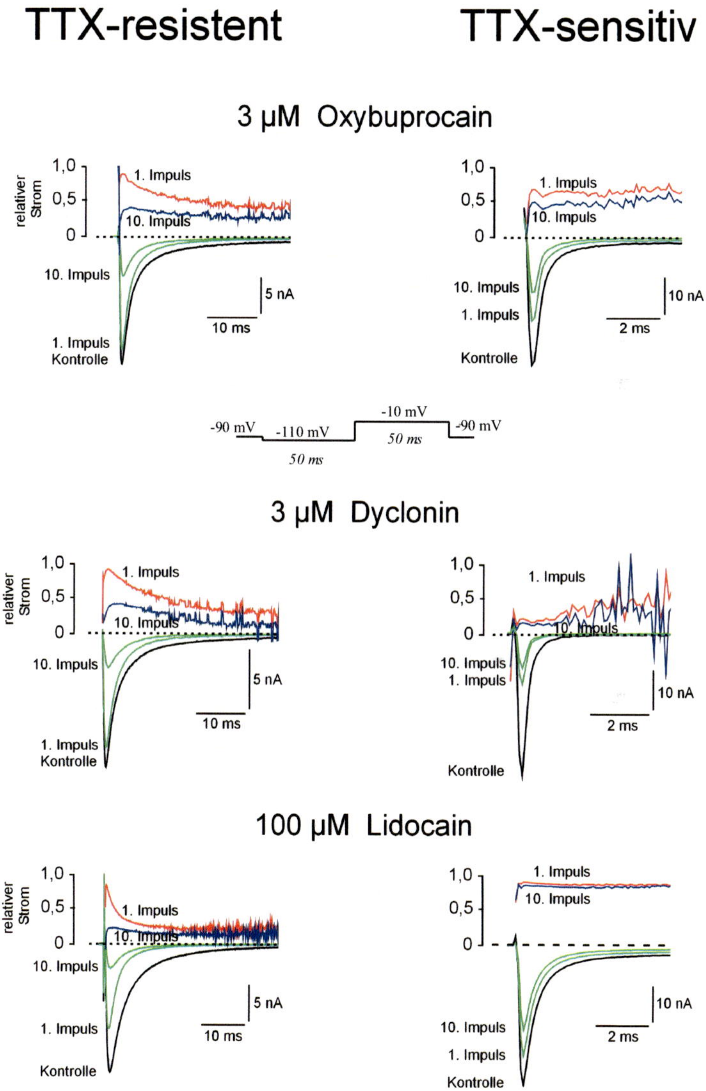

Abbildung 18:
Dynamischer Block. Zeitlicher Verlauf der Blockade während der Depolarisation. Dargestellt ist der Strom der Kontrolle (schwarz) und der Strom des ersten und zehnten Impulses in der jeweiligen Testsubstanz (grün). Durch Division des gesamten Stromverlaufes in Testsubstanz durch den entsprechenden Strom der Kontrolle erhält man den normalisierten Strom. Rote Linien kennzeichnen die Entwicklung des tonischen Blocks, blaue Linien die des „use-dependent" Blocks.

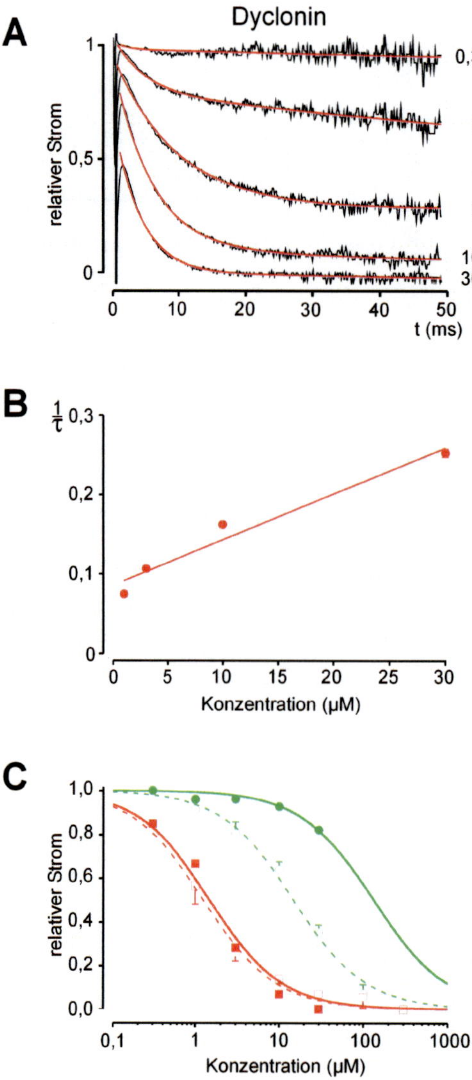

Abbildung 19:

A: Zeitlicher Verlauf der Blockade durch unterschiedliche Konzentrationen von Dyclonin während der Depolarisation. Die Kurven wurden mittels Dividieren des Stromkurvenverlaufs ausgelöst durch den ersten Impuls in der jeweiligen Konzentration durch den Verlauf in der Kontrolle gewonnen.

Durch nichtlineare Anpassung einer Exponentialfunktion an den Stromkurvenverlauf kann die Zeitkonstante der Stromabnahme in den verschiedenen Konzentrationen bestimmt werden.

B: Der Reziprokalwert der aus Teil A gewonnen Zeitkonstante ist gegen die linear dargestellte Konzentration aufgetragen. Die durchgezogene Linie stellt die Regressionsgerade dar, der Korrelationskoeffizient beträgt 0,9887. Die Steigung der Geraden beträgt $5{,}96 \cdot 10^{6}\ M^{-1}s^{-1}$, der Schnittpunkt der Y-Achse liegt bei $87\ s^{-1}$.

C: Der durch Extrapolation der angepaßten Exponentialfunktion in Teil A der Abbildung bis zum Zeitpunkt des Beginns der Depolarisation bestimmte Strom ist gegen die logarithmisch dargestellte Dycloninkonzentration aufgetragen (gefüllte grüne Kreise) und mit der Hillfunktion angepaßt (durchgezogene grüne Linie). Der aus der Anpassung ermittelte IC_{50}-Wert beträgt 134,4 ± 15,0 µM.

Durch Extrapolation der Exponentialfunktion ins Unendliche erhält man den maximal sich ausbildenden dynamischen Block in Abhängigkeit der Konzentration. Diese Datenpunkte sind als gefüllte rote Rechtecke dargestellt und ebenfalls mit der Hillfunktion angepaßt worden (durchgezogene rote Linie), IC_{50} = 1,5 ± 0,2 µM.

Weiterhin wurde zum Vergleich die anhand der Reduktion des Natriumspitzenstromes gemessenen Konzentrations-Inhibitionskurven für den tonischen (offene grüne Kreise, gestrichelte grüne Linie) und „use-dependent" (offene rote Quadrate, gestrichelte rote Linie) Block aus Abbildung 15 dargestellt.

4 Diskussion

Spinalganglienzellen exprimieren TTX-sensitive und TTX-resistente Natriumkanäle. Beim Vergleich der Stromkurven von TTX-resistenten und TTX-sensitiven Natriumströmen finden sich deren elektrophysiologische Charakteristika wieder, welche seit den Untersuchungen von (Elliott und Elliott, 1993) bekannt sind: TTX-resistente Ströme sind langsamer und besitzen eine geringere Stromamplitude als TTX-sensitive. Pharmakologische Untersuchungen an biologischen Systemen dienen schon seit mehreren Jahrzehnten zu den grundlegenden Forschungselementen der Physiologie (Van Rossum, 1977). Die vorliegende Arbeit zeigt, daß beide Natriumströme durch die applizierten Lokalanästhetika Oxybuprocain, Dyclonin und Lidocain blockiert werden können, sich jedoch wesentliche Unterschiede im Blockierungsverhalten der TTX-sensitiven und TTX-resistenten Ströme zeigen. Dabei ist es wichtig, zwischen tonischem Block, „use-dependent" Block und dynamischem Block zu unterscheiden.

4.1 Tonischer Block

Unter dem tonischen Block wird die Blockierung bei niedriger Reizfrequenz verstanden. In unseren Experimenten entspricht dies dem Block des ersten Impulses, ohne daß eine Depolarisation der Zellmembran oder Aktivierung des Natriumkanals vorausgegangen ist.

Der tonische Block von TTX-resistenten und TTX-sensitiven Strömen ist in unseren Untersuchungen unterschiedlich ausgeprägt. Bei den TTX-resistenten Strömen ist der tonische Block bei gleicher Lokalanästhetikakonzentration wesentlich geringer, als bei den TTX-sensitiven.

4.2 „use-dependent" Block

Als „use-dependent" Block wird diejenige Stromblockierung bezeichnet, welche sich auf eine Salve von Reizimpulsen schneller Abfolge findet. Verantwortlich für den „use-dependent" Block scheint die lange Bindungsdauer eines Lokalanästhetikummoleküls an der Bindungsstelle zu sein. Bei schnell aufeinander folgenden Reizen kommt es zu einem Summationseffekt bei der Blockierung von Natriumkanälen.

In den Untersuchungen zeigt sich, daß der „use-dependent" Block bei den TTX-resistenten Strömen bei identischer Reizfrequenz wesentlich stärker ausgeprägt ist, als bei den TTX-sensitiven. Bei den Konzentrations-Inhibitions-Kurven spiegelt sich das Ausmaß des „use-dependent" Blocks im Verhältnis der IC_{50}-Werte der tonischen und der phasischen Blockade wider (siehe Tabelle 8).

Tabelle 8:
Verhältnis der IC_{50}-Werte von TTX-resistenten zu TTX-sensitiven Natriumströmen

$\frac{IC_{50}TTX - resistent}{IC_{50}TTX - sensitiv}$		
Substanz	tonische Blockade	„use-dependent" Blockade
Oxybuprocain	3,7	0,93
Dyclonin	6,5	0,92
Lidocain	1,5	0,53

Interessanterweise ist die Konzentration des jeweiligen Lokalanästhetikums, die nötig ist, um den halbmaximalen „use-dependent" Block hervorzurufen für die TTX-resistenten und TTX-sensitiven Ströme nahezu gleich.

4.3 Dynamischer Block

Bei genauer Betrachtung des Stromkurvenverlaufs TTX-resistenter Natriumströme fällt auf, daß es im Vergleich zum Kontrollstrom nicht nur zu einer Abnahme des Natriumspitzenstromes kommt, sondern auch zu einer beschleunigten Inaktivierung. Zur Verdeutlichung wurde der Stromverlauf in Lokalanästhetikalösung durch den Strom in Kontrollösung dividiert. Daraus ergibt sich die relative Veränderung des Stromes im Zeitverlauf der Depolarisation unter Lokalanästhetika. Es kommt also zu einer Abnahme des Natriumstromes im Verlauf der Depolarisation, was durch eine Zunahme der Blockade durch das Lokalanästhetikum erklärt werden könnte.

Gestützt wird diese Vermutung durch die Tatsache, daß höhere Lokalanästhetikakonzentrationen zu einer schnelleren Blockade führen. Diese Zunahme der Blockierung während des Stromflusses bezeichnen wir als dynamischen Block. Die erscheinende Beschleunigung der Inaktivierung resultiert sehr wahrscheinlich aus der Lokalanästhetikablockade von Natriumkanälen vor ihrer eigentlichen Inaktivierung.

Erhöht man die Konzentration des Lokalanästhetikums wird die Wahrscheinlichkeit, daß ein Lokalanästhetikummolekül auf den geöffneten Kanal trifft und ihn verschließt bevor das Inaktivierungstor bindet, größer. Hierdurch wird auch die „Inaktivierungskinetik" weiter beschleunigt, wie in den Experimenten gezeigt werden konnte.

Das folgende mechanistische Modell der Blockade TTX-resistenter Natriumströme soll dies verdeutlichen. Im Ruhezustand ist die Kanalpore durch das Aktivierungstor verschlossen. Wird die Membran depolarisiert, öffnen die spannungsabhängigen Tore des Natriumkanals und erlauben den Einstrom von Na^+-Ionen (Aktivierung). Gleichzeitig wird hierdurch eine Bindungsstelle für das Inaktivierungspartikel gebildet, wodurch dieses nach einer kurzen Latenzzeit bindet und den Kanal trotz weiterhin geöffnetem Aktivierungstor wieder verschließt (Inaktivierung). Erst nach Repolarisation kehrt der Kanal wieder in seinen Ruhezustand zurück.
Fügt man ein Lokalanästhetikum hinzu, so kann dieses zunächst nicht an die Bindungsstelle gelangen, da das verschlossene Aktivierungstor dies verhindert. Erst nach Öffnung des Aktivierungstores ist es dem Lokalanästhetikum möglich, die Bindungsstelle zu erreichen und den Kanal zu blockieren. Je höher hierbei die Lokalanästhetikumkonzentration ist, um so wahrscheinlicher ist es, daß dies vor der Bindung des Inaktivierungspartikels geschieht. Es entsteht also der Eindruck, daß die Inaktivierung beschleunigt wird (dynamischer Block). Nachdem das Lokalanästhetikum seine Bindungsstelle in der Pore erreicht hat bindet das Inaktivierungspartikel und kann so das Lokalanästhetikum in der Pore „gefangen" halten. Wird der Kanal repolarisiert, schließt das Aktivierungstor und verdrängt das Inaktivierungspartikel aus seiner Bindung.

Hierdurch bleibt das Lokalanästhetikum aber weiterhin gefangen, so daß bei der nächsten Aktivierung der Kanal bereits am Anfang der Depolarisation blockiert ist („use-dependent" Block) und kein dynamischer Block mehr auftritt. Das Resultat ist ein sukzessive reduzierter Natriumspitzenstrom.

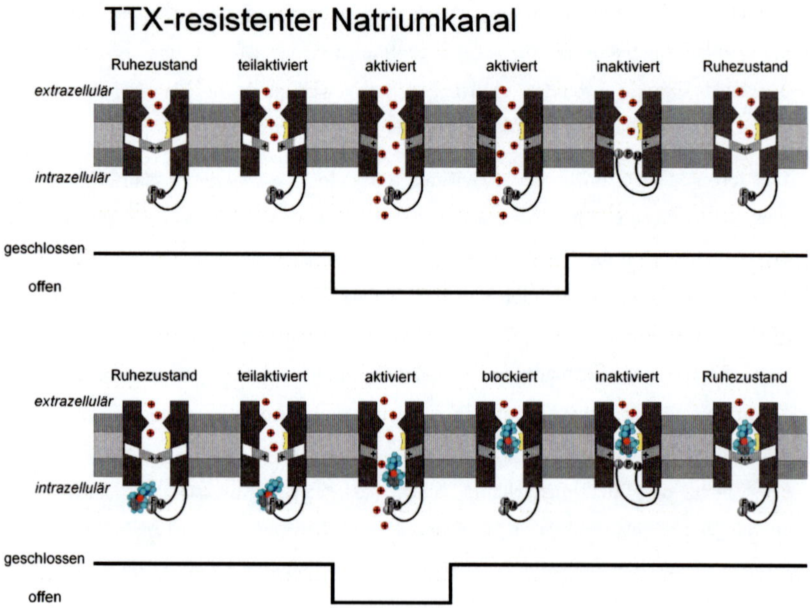

Abbildung 20:
Mechanistisches Modell der Blockade TTX-resistenter Natriumkanäle. Die bereits aus Abbildung 3 bekannten Kanalzustände im oberen Teil der Abbildung sind im unteren Teil um ein Lidocainmolekül erweitert. Lidocain steht repräsentativ für ein beliebiges Lokalanästhetikum. Der effektiv meßbare Zustand des Kanals (geschlossen / offen) ist unterhalb der jeweiligen Kanalabbildungen dargestellt. Nach diesem Modell steht dem Lokalanästhetikum-Molekül der Zugang zur Bindungsstelle ausschließlich im aktivierten Zustand offen. Alle übrigen Kanalzustände verhindern das Hin- und Abdiffundieren des Moleküls. Ein Einströmen von Natriummolekülen (rot) ist nur in aktiviertem Zustand möglich. Daraus resultierende Eigenschaften des TTX-resistenten Natriumkanals sind im Text erläutert.

Interessanterweise scheint sich der TTX-sensitive Natriumkanal in seinem Blockierungsverhalten durch Lokalanästhetika anders zu verhalten, die zugrunde liegenden Mechanismen können aber trotzdem völlig identisch sein. Da der TTX-sensitive Kanal eine deutlich schnellere Aktivierungs- und Inaktivierungskinetik aufweist, bleibt während der kurzen Öffnungsphase keine Zeit für das Lokalanästhetikum, an die Bindungsstelle zu diffundieren. Aus diesem Grund ist der dynamische Block deutlich geringer ausgeprägt als bei den langsameren TTX-resistenten Strömen. Weiterhin aktivieren TTX-sensitive Kanäle bereits bei einem deutlich niedrigeren Membranpotential.

Das halbmaximale Aktivierungspotential der TTX-sensitiven Kanäle betrug im Mittel -56 mV in unseren Experimenten gegenüber –28 mV bei den TTX-resistenten Strömen.

Der Abstand des halbmaximalen Aktivierungspotentials vom Haltepotential ist daher für TTX-sensitive Ströme nur 34 mV, während er bei TTX-resistenten 62 mV beträgt. TTX-sensitive Ströme könnten im Gegensatz zu TTX-resistenten daher bereits beim Haltepotential kurzeitig in den geöffneten oder in einen teilaktivierten Zustand gehen, wobei das Lokalanästhetikum hier Gelegenheit hätte in die Pore einzudringen und den Kanal zu blockieren, ohne daß eine Depolarisation vorausgeht. Dies könnte den deutlich stärkeren tonischen Block bei TTX-sensitiven Natriumkanälen erklären.

Wird die Bindungsstelle im Inneren der Pore durch wiederholte Depolarisation leicht zugänglich, so stellen sich für beide Natriumkanaltypen identische halbmaximale Blockierungskonzentrationen ein („use-dependent“ Block). Der Grund hierfür ist die identische Bindungsstelle bei beiden Kanaltypen. Sie wurde von Ragsdale und Mitarbeitern in Form von zwei Aminosäuren identifiziert (Ragsdale *et al.*, 1994) und ist bei allen bisher untersuchten Isoformen des Natriumkanals gleichermaßen nachgewiesen worden (siehe Abbildung 6).

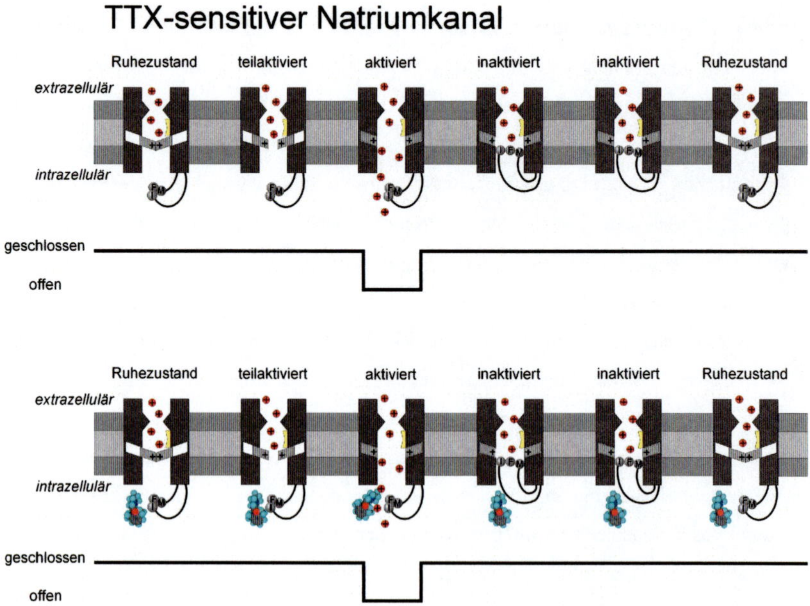

Abbildung 21:
Mechanistisches Modell der Blockade TTX-sensitiver Natriumkanäle. Der obere Teil der Abbildung ist aus den Abbildungen 3 und 20 bereits bekannt. Beim TTX-sensitiven Natriumkanal fällt die schnellere Kinetik auf, welche einen kürzeren effektiven Offen-zustand bewirkt. Im unteren Teil findet sich die Interaktion von TTX-sensitivem Natriumkanal und Lokalanästhetikum wieder. Das Blockieren des Natriumkanals durch das Lokalanästhetikum wird durch die schnelle Kinetik des Kanals erschwert. Resultat ist ein unveränderter effektiv meßbarer Kanalzustand (kein dynamischer Block).

Der Hauptfaktor für die in der vorliegenden Arbeit gefundenen Ergebnisse bezüglich der Natriumstromblockade scheint die Zugänglichkeit des Blockermoleküls zur Bindungsstelle zu sein. Alle von uns gemachten Beobachtungen an beiden Kanaltypen können damit erklärt werden. Die „guarded-receptor-hypothesis“ von Starmer und Mitarbeitern (Starmer *et al.*, 1984) die eine unterschiedliche Zugänglichkeit des Moleküls an eine Bindungsstelle mit stets gleicher Affinität postuliert, kommt damit unseren Ergebnissen am nächsten.

Ein starker „use-dependent" Block spannungsabhängiger Natriumkanäle geht mit einer deutlichen Unterdrückung ektoper Aktivität und somit einer stärkeren Linderung neuropathischer Schmerzsyndrome einher (Tanelian und Brose, 1991). Der im Vergleich zu TTX-sensitiven Natriumströmen ausgeprägte „use-dependent" Block TTX-resistenter Natriumströme durch potente Lokalanästhetika beruht vor allem auf einem niedrigeren tonischen Blockadeniveau letzterer Ströme. Durch wiederholte Reizung wie sie bei ektopischer Erregung im geschädigten Nerven vorkommt, wird bei diesen, für das periphere nozizeptive System wichtigen Ionenkanälen, keine stärkere Blockade als bei TTX-sensitiven Strömen erreicht und somit keine selektive Blockade. Daher hätten systemisch applizierte hochpotente Natriumkanalblocker keine größere therapeutische Breite in der systemischen Behandlung neuropathischer Schmerzsyndrome als die üblicherweise benutzten niedrig potente Blocker Lidocain, Carbamazepin oder Mexiletin.

5 Zusammenfassung

Spannungsabhängige TTX-resistente Natriumkanäle haben nach dem aktuellen Wissensstand eine große Bedeutung für die Schmerzempfindung. So beruhen chronische Schmerzsyndrome auf einer gesteigerten Expression und Aktivität dieser Kanäle. Für die Schmerztherapie ist es wichtig, die Wirkungsweise von Substanzen zu kennen, die mit diesen Natriumkanälen interagieren und damit in der Lage sind, Schmerzen zu lindern. Natriumkanal-blockierende Substanzen weisen jedoch unterschiedliche Interaktionen mit den verschiedenen Zustandsformen des Kanals auf und bewirken so eine komplexe Modulation des Natriumstromes. Ziel der vorliegenden Arbeit war es, mit Hilfe der Patch-Clamp Technik an enzymatisch dissoziierten Spinalganglienzellen der Ratte das Blockierungsverhalten lipophiler Lokalanästhetika an TTX-resistenten Natriumkanälen mit dem TTX-sensitiver Natriumkanälen zu vergleichen.

Unter Applikation von Oxybuprocain, Dyclonin und Lidocain werden beide Kanäle konzentrationsabhängig und reversibel blockiert. TTX-resistente Natriumströme zeigen bei Einzelreizung einen schwächeren tonischen Block als TTX-sensitive. Bei schneller repetitiver Reizung weisen die TTX-resistenten Natriumkanäle einen sukzessiv zunehmenden „use-dependent" Block auf, der bei TTX-sensitiven Natriumströmen deutlich geringer ausgeprägt ist. Neben der Abnahme der Natriumspitzenstromamplitude zeigt der TTX-resistente Natriumkanal unter Einfluß der Substanzen eine beschleunigte Inaktivierung. Der Grund für diesen dynamischen Block ist die Blockierung von Natriumkanälen während des Offenzustandes, jedoch noch vor deren Inaktivierung. Beim schneller aktivierenden und inaktivierenden TTX-sensitiven Natriumkanal kann das Lokalanästhetikum seine Bindungsstelle in der kurzen Phase der Kanalöffnung nicht erreichen – der dynamische Block bleibt aus. Der maximal ausgeprägte Block („use-dependent" Block) ist bei den beiden Kanälen jedoch nahezu identisch, was darauf hindeutet, daß bei optimalem Zugang zur Bindungsstelle für das Blockermolekül gleiche Affinitäten zur Bindungsstelle vorhanden sind. Diese Annahme wird durch molekularbiologische Untersuchungen gestützt, die zeigen, daß bei beiden Kanalformen identische Aminosäuresequenzen im Bereich der Lokalanästhetikabindungsstelle zu finden sind. Der stärker ausgeprägte „use-dependent" Block bei TTX-resistenten Natriumströmen wird vor allem durch den geringeren tonischen Block verursacht. Hier scheint es Diffusionshindernisse zu geben, die im geschlossenen Zustand den Zutritt des Blockermoleküls zur Bindungsstelle stark behindern.

6 Summary

Voltage-dependent tetrodotoxin (TTX) resistant sodium channels are of great importance in sensing pain. Chronic pain syndromes may result from an increased expression and activity of this type of channel after nerve damage. For pain therapy it is very important to know the mode of action of substances interacting with the TTX-resistant sodium channel and hereby alleviate pain. The interaction between blocking substances and sodium channels depends on the different conformational states of the channels and thus causes complex modulation of the sodium current. One aim of this work was to compare the blocking behaviour of lipid soluble local anaesthetics on TTX-sensitive and -resistant sodium channels.

After application of oxybuprocaine, dyclonine and lidocaine, both TTX-sensitive and TTX-resistant sodium channels were blocked reversibly and concentration dependent by the local anaesthetics. Compared with TTX-sensitive channels, TTX resistant sodium currents show a low tonic blocking potency during low frequency stimulation. By contrast, during high frequency (2 Hz) stimulation TTX-resistant sodium channels show a higher degree of use-dependent block than TTX-sensitive channels. Besides a decrease of the maximal sodium current amplitude TTX resistant sodium channels also show an accelerated inactivation. This 'dynamic' block most likely results from open channel block by the drugs. The fast activating and inactivating TTX-sensitive sodium current exhibits dynamic block after adding the drugs. Probably the local anaesthetic molecule is unable to reach its binding site due to the only short open state. Interestingly, the degree of block after high frequency stimulation is nearly identical for both channel types. This leads to the conclusion that the affinity of the blocker-molecules to their binding site is similar under presupposition of optimal access. This theory is reinforced by molecular biological studies, demonstrating an identical amino acid sequence in both channel types at the region of the local anaesthetic binding site. The strong use-dependent block found at TTX-resistant channels is mainly caused by little tonic block. We suppose that greater diffusion barriers which refuse access of blocking molecules to the binding site in resting TTX resistant sodium channels are the reason for the low affinity tonic block. After activation, the drugs have equal good access to the binding site of the opened channels, leading to similar half maximal blocking concentrations for both channel types.

7 Literaturverzeichnis

Akopian, A. N., Sivilotti, L., Wood, J. N. (1996). A tetrodotoxin-resistant voltage-gated sodium channel expressed by sensory neurons. *Nature* 379, 257-262.

Bräu, M. E., Dreimann, M., Olschewski, A., Vogel, W., Hempelmann, G. (2001). Effect of drugs used for neuropathic pain management on tetrodotoxin- resistant Na^+-currents in rat sensory neurons. *Anesthesiology* 94, 137-144.

Brock, J. A., McLachlan, E. M., Belmonte, C. (1998). Tetrodotoxin-resistant impulses in single nociceptor nerve terminals in guinea-pig cornea. *Journal of Physiology* 512, 211-217.

Buchanan, S., Harper, A. A., Elliott, J. R. (1996). Differential effects of tetrodotoxin (TTX) and high external K^+ on A and C fibre compound action potential peaks in frog sciatic nerve. *Neuroscience Letters* 219, 131-134.

Butterworth, J. F., Strichartz, G. R. (1990). Molecular mechanisms of local anesthesia: a review. *Anesthesiology* 72, 711-734.

Catterall, W. A. (2000). From ionic currents to molecular mechanisms: the structure and function of voltage-gated sodium channels. *Neuron* 26, 13-25.

Daunderer, M. (1995). *Pflanzen- und Tiergifte, Diagnostik und Therapie*. ecomed Verlagsgesellschaft AG & Co. KG, 153.

Dieffenbach, J. F. (1847). *Der Aether gegen den Schmerz*. Berlin, 1.

Eaholtz, G., Scheuer, T., Catterall, W. A. (1994). Restoration of inactivation and block of open sodium channels by an inactivation gate peptide. *Neuron* 12, 1041-1048.

Elliott, A. A., Elliott, J. R. (1993). Characterization of TTX-sensitive and TTX-resistant sodium currents in small cells from adult rat dorsal root ganglia. *Journal of Physiology* 463, 39-56.

Elliott, J. R. (1997). Slow Na^+ channel inactivation and bursting discharge in a simple model axon: implications for neuropathic pain. *Brain Research* 754, 221-226.

England, S., Bevan, S., Docherty, R. J. (1996). PGE_2 modulates the tetrodotoxin-resistant sodium current in neonatal rat dorsal root ganglion neurones via the cyclic AMP-protein kinase A cascade. *Journal of Physiology* 495, 429-440.

Gasser H.S., Erlanger, J. (1929) The role of fiber size in the establishment of a nerve block by pressure or cocaine. American Journal of Physiology 88, 581-591.

Gaumann, D. M., Brunet, P. C., Jirounek, P. (1992). Clonidine enhances the effects of lidocaine on C-fiber action potential. *Anesthesia and Analgesia* 74, 719-725.

Gold, M. S., Reichling, D. B., Shuster, M. J., Levine, J. D. (1996). Hyperalgesic agents increase a tetrodotoxin-resistant Na^+ current in nociceptors. *Proc.Natl.Acad.Sci.U.S.A.* 93, 1108-1112.

Goldin, A. L., Barchi, R. L., Caldwell, J. H., Hofmann, F., Howe, J. R., Hunter, J. C., Kallen, R. G., Mandel, G., Meisler, M. H., Netter, Y. B., Noda, M., Tamkun, M. M., Waxman, S. G., Wood, J. N., Catterall, W. A. (2000). Nomenclature of voltage-gated sodium channels. *Neuron* 28, 365-368.

Hamill, O. P., Marty, A., Neher, E., Sakmann, B., Sigworth, F. J. (1981). Improved patch-clamp techniques for high-resolution current recording from cells and cell-free membrane patches. *Pfluegers Archiv* 391, 85-100.

Harper, A. A., Lawson, S. N. (1985). Conduction velocity is related to morphological cell type in rat dorsal root ganglion neurones. *Journal of Physiology* 359, 31-46.

Hille, B. (1977). Local anesthetics: hydrophilic and hydrophobic pathways for the drug-receptor reaction. *Journal of General Physiology* 69, 497-515.

Hondeghem, L. M., Katzung, B. G. (1977). Time- and voltage-dependent interactions of antiarrhythmic drugs with cardiac sodium channels. *Biochem.Biophys.Acta* 472, 373-398.

Illes P, Jurna I., Kaever V., Resch K. (1996). Analgetika und Antiphlogistika. In *Allgemeine und spezielle Pharmakologie und Toxikologie,* ed. Forth W., Henschler D., Rummel W., Starke K. Spektrum Verlag, Heidelberg, 201-225.

Jeftinija, S. (1994). Bradykinin excites tetrodotoxin-resistant primary afferent fibers. *Brain Research* 665, 69-76.

Kobayashi, J., Ohta, M., Terada, Y. (1993). C fiber generates a slow Na^+ spike in the frog sciatic nerve. *Neuroscience Letters* 162, 93-96.

Lai, J., Gold, M. S., Kim, C. S., Bian, D., Ossipov, M. H., Hunter, J. C., Porreca, F. (2002). Inhibition of neuropathic pain by decreased expression of the tetrodotoxin-resistant sodium channel, NaV1.8. *Pain* 95, 143-152.

Li, H. L., Galue, A., Meadows, L., Ragsdale, D. S. (1999). A molecular basis for the different local anesthetic affinities of resting versus open and inactivated states of the sodium channel. *Molecular Pharmacology* 55, 134-141.

Matzner, O., Devor, M. (1994). Hyperexcitability at sites of nerve injury depends on voltage-sensitive Na^+ channels. *Journal of Neurophysiology* 72, 349-359.

Narahashi, T., Moore, J. W., Scott, W. R. (1964). Tetrodotoxin blockage of sodium coductance increase in lobster giant axons. *Journal of General Physiology* 47, 965-974.

Neufang, O. (1983). *Lexikon der Elektronik* Vieweg, Braunschweig.

Noda, M., Suzuki, H., Numa, S., Stuhmer, W. (1989). A single point mutation confers tetrodotoxin and saxitoxin insensitivity on the sodium channel II. *FEBS Lett.* 259, 213-216.

Novakovic, S. D., Tzoumaka, E., McGivern, J. G., Haraguchi, M., Sangameswaran, L., Gogas, K. R., Eglen, R. M., Hunter, J. C. (1998). Distribution of the tetrodotoxin-resistant sodium channel PN3 in rat sensory neurons in normal and neuropathic conditions. *Journal of Neuroscience* 18, 2174-2187.

Numberger, M., Draguhn, A. (1996). *Patch-Clamp-Technik* Spektrum, Akad. Verl., Heidelberg; Berlin; Oxford.

Ogata, N., Tatebayashi, H. (1993). Kinetic analysis of two types of Na^+ channels in rat dorsal root ganglia. *Journal of Physiology* 466, 9-37.

Porreca, F., Lai, J., Bian, D., Wegert, S., Ossipov, M. H., Eglen, R. M., Kassotakis, L., Novakovic, S., Rabert, D. K., Sangameswaran, L., Hunter, J. C. (1999). A comparison of the potential role of the tetrodotoxin-insensitive sodium channels, PN3/SNS and NaN/SNS2, in rat models of chronic pain. *Proc.Natl.Acad.Sci.USA.* 96, 7640-7644.

Quasthoff, S., Großkreutz, J., Schröder, J. M., Schneider, U., Grafe, P. (1995). Calcium potentials and tetrodotoxin-resistant sodium potentials in unmyelinated C fibres of biopsied human sural nerve. *Neuroscience* 69, 955-965.

Rabert, D. K., Koch, B. D., Ilnicka, M., Obernolte, R. A., Naylor, S. L., Herman, R. C., Eglen, R. M., Hunter, J. C., Sangameswaran, L. (1998). A tetrodotoxin-resistant voltage-gated sodium channel from human dorsal root ganglia, hPN3/SCN10A. *Pain* 78, 107-114.

Ragsdale, D. S., McPhee, J. C., Scheuer, T., Catterall, W. A. (1994). Molecular determinants of state-dependent block of Na^+ channels by local anesthetics. *Science* 265, 1724-1728.

Rizzo, M. A., Kocsis, J. D., Waxman, S. G. (1995). Selective loss of slow and enhancement of fast Na^{+} currents in cutaneous afferent dorsal root ganglion neurones following axotomy. *Neurobiol.Dis.* 2, 87-96.

Roy, M. L., Reuveny, E., Narahashi, T. (1994). Single-channel analysis of tetrodotoxin-sensitive and tetrodotoxin-resistant sodium channels in rat dorsal root ganglion neurons. *Brain Research* 650, 341-346.

Rush, A. M., Brau, M. E., Elliott, A. A., Elliott, J. R. (1998). Electrophysiological properties of sodium current subtypes in small cells from adult rat dorsal root ganglia. *Journal of Physiology* 511, 771-789.

Sangameswaran, L., Delgado, S. G., Fish, L. M., Koch, B. D., Jakeman, L. B., Stewart, G. R., Sze, P., Hunter, J. C., Eglen, R. M., Herman, R. C. (1996). Structure and function of a novel voltage-gated, tetrodoxtoxin-resistant sodium channel specific to sensory neurons. *J.Biol.Chem.* 271, 5953-5956.

Scholz, A., Appel, N., Vogel, W. (1998). Two types of TTX-resistant and one TTX-sensitive Na^{+} channel in rat dorsal root ganglion neurons and their blockade by halothane. *European Journal of Neuroscience* 10, 2547-2556.

Starmer, C. F., Grant, A. O., Strauss, H. C. (1984). Mechanisms of use-dependent block of sodium channels in excitable membranes by local anesthetics. *Biophys.J.* 46, 15-27.

Tanelian, D. L., Brose, W. G. (1991). Neuropathic pain can be relieved by drugs that are use-dependent sodium channel blockers: lidocaine, carbamazepine, and mexiletine. *Anesthesiology* 74, 949-951.

Tate, S., Benn, S., Hick, C., Trezise, D., John, V., Mannion, R. J., Costigan, M., Plumpton, C., Grose, D., Gladwell, Z., Kendall, G., Dale, K., Bountra, C., Woolf, C. J. (1998). Two sodium channels contribute to the TTX-R sodium current in primary sensory neurons. *Nature Neuroscience* 1, 653-655.

Van Rossum, J. M. (ed.) (1977). *Kinetics of Drug Action.* Springer, Berlin, ISBN: 3-540-08023-6, 1-436.

Woolf, C. J., King, A. E. (1987). Physiology and morphology of multireceptive neurons with C-afferent fiber inputs in the deep dorsal horn of the rat lumbar spinal cord. *Journal of Neurophysiology* 58, 460-479.

Yoshida, S., Matsuda, Y. (1979). Studies on sensory neurons of the mouse with intracellular-recording and horseradish peroxidase-injection techniques. *Journal of Neurophysiology* 42, 1134-1145.

Ich erkläre:

Ich habe die vorgelegte Dissertation selbstständig, ohne unerlaubte fremde Hilfe und nur mit den Hilfen angefertigt, die ich in der Dissertation angegeben habe. Alle Textstellen, die wörtlich oder sinngemäß aus veröffentlichten oder nicht veröffentlichten Schriften entnommen sind, und alle Angaben, die auf mündlichen Auskünften beruhen, sind als solche kenntlich gemacht. Bei den von mir durchgeführten und in der Dissertation erwähnten Untersuchungen habe ich die Grundsätze guter wissenschaftlicher Praxis, wie sie in der „Satzung der Justus-Liebig-Universität Gießen zur Sicherung guter wissenschaftlicher Praxis" niedergelegt sind, eingehalten.

Danksagung:

Mein besonderer Dank gilt

PD Dr. Michael E. Bräu
für die exzellente Ausbildung und Anleitung im Rahmen meiner Promotion. Darüber hinaus aber auch für so manche Kritik und den einen oder anderen Rat abseits des Patchens.

Prof. Dr. Werner Vogel, PD Dr. Andreas Scholz und allen Mitarbeitern und Mitstreitern des Labors
für die Unterstützung, konstruktive Diskussionen, die Bereitstellung eines elektrophysiologischen Arbeitsplatzes und ein ausgezeichnetes Arbeitsklima.

meinen Freunden und Kommilitonen
für gemeinsames Studieren, Arbeiten und jede Menge Spaß.

meinem Kollegen und Lektor Jan Falco Wilbrand
für das orthographische Facelift.

meinen Eltern
für die Ermöglichung meines Werdegangs in jeder Hinsicht.

Lebenslauf

Name:	Heiko Kerkmann
wohnhaft:	An der alten Post 7, 35390 Gießen
geboren:	am 28.11.1974, in Mülheim an der Ruhr
Familienstand:	ledig
Eltern:	Mutter: Gisela Kerkmann, geb. Meckenstock, Beruf: Friseuse Vater: Bernhard Theodor Kerkmann, Beruf: Maler
Schulausbildung:	*von August 1981 bis Juli 1985:* Erich-Kästner-Grundschule Altenkirchen; *von August 1985 bis Juli 1987:* Orientierungsstufe Altenkirchen; *von August 1987 bis Juni 1994:* Westerwald-Gymnasium Altenkirchen; *im Juni 1994:* Abitur.
Wehrdienst:	*von Juli 1994 bis Juni 1995:* Wehrdienstleistender beim Zentralen Sanitätsdienst der Bundeswehr.
Studium:	*WS 95/96 bis Mai 2002* Studium der Human-Medizin an der Justus-Liebig-Universität Gießen: *im September 1997:* Physikum; *im August 1998:* Erstes Staatsexamen; *seit September 1998:* Mitarbeit im Labor Prof. Vogel, Physiologisches Institut, Justus-Liebig-Universität Gießen; *im März 2001:* Zweites Staatsexamen; *im Mai 2002:* Drittes Staatsexamen. *seit WS 02/03:* Studium der Zahnmedizin an der Justus-Liebig-Universität Gießen.
Beruf:	*September 2002 bis April 2004:* Arzt im Praktikum in der Abteilung Mund-Kiefer-Gesichtschirurgie, Uniklinikum Gießen *seit Mai 2004:* Assistenzarzt in der Abteilung Mund-Kiefer-Gesichtschirurgie, Uniklinikum Gießen

Gießen, im Oktober 2004.